ドクターも納得！

医学統計入門

正しく理解、正しく伝える

菅　民郎
ビジネス・ブレークスルー大学大学院 教授
株式会社アイスタット 代表取締役会長

志賀保夫
株式会社アイスタット 代表取締役社長

ELSEVIER

― 前文 ―

　複数の臨床研究の不適正な活動が明るみに出たことをきっかけに、製薬企業が発信する臨床データ全体に医療現場から懐疑的な声が出始めています。実際、現場のMRからは、「製品のエビデンスについて『これは本当？』と懐疑的に見られる」との声も聞こえ始め、MRはより裏付けのある信頼性の高い製品説明が求められるようになりました。

　このような背景もあって日本製薬工業協会は2015年秋に、製品情報概要の新たな作成要領を取りまとめました。ポイントのひとつに科学的な記載を推進することがあり、臨床試験成績については、▽記載するデータは科学的な裏付けがあり、信頼性の確保された正確なものであること▽統計解析結果について記載する場合、統計解析手法及びその結果（信頼区間、p値等）を記載すること――とし、統計解析手法の記載も必要としました。

　製品情報概要など企業が作成する資材について、科学者でもある医師に納得してもらえる内容とするのが目的ですが、医師ら医療従事者にデータを説明するMRにもデータを正確に理解するスキルが必要となります。つまり、これからのMRは統計知識をしっかり身につける必要があるということです。

　しかしながら、MR認定試験の合格に必要な最低限の統計知識では、医師を十分に納得させられない局面もしばしば発生するでしょう。「統計」という2文字を見ると、苦手意識を持つ人も少なくないはず。そこで本書では、情報提供の現場で困らないための統計の基礎知識を、仮想臨床データを基に解説します。

　医師ら医療従事者から必要とされる、頼りにされるMRとなる一助として、本書がお役に立てれば幸いです。

菅　民郎
志賀保夫

　　本書はミクスOnlineの連載「MR向け統計入門」を再編集し、演習問題を加えたものです。

Contents

p.1 | 第1章 基礎の中の基礎！ 間違えたら信頼失う"統計知識"
1. 「n数」「サンプルサイズ」「サンプル数」の違い
2. 医学統計をマスターしなければならない3つの理由
3. 平均値と中央値　両方を確認すべし！
4. 極端な値である"外れ値"が平均値を左右する
5. 平均値と中央値の差　ひとつでも「異なる」があれば中央値を使う
6. 平均値を使う場合は"外れ値"を除外しよう
7. n数が大きい場合は外れ値もチェック！
8. データのばらつき具合を示す「標準偏差」　数値大きいほどばらつき大きく
9. 標準偏差の算出は意外に簡単
10. 2つの標準偏差　標準偏差（n）と標準偏差（n－1）を知ろう
11. n数が少ないと誤った結果が導かれる可能性がある
12. 調査データの平均値、中央値だけで母集団の傾向は語れない
13. 母集団の傾向を語るための「信頼区間」「t値」「p値」
14. 「標準誤差」は母集団のことを知るバロメーター
15. 比較する患者が同じ場合は「対応のあるデータ」、異なる場合は「対応のないデータ」と表現する

p.48 |【演習問題と解答】

p.57 | 第2章 統計的推定・検定
1. 医師からの質問と宿題
2. 「±」とは何だろう
3. データの信頼性はばらつきの大小で決まる
4. 「ひげ」は○±△を図式化した以上の意味を持つ
5. 「対応のある」「対応のない」で統計上の処理は異なる
6. 「対応のある」データでは、"個々の症例"の薬剤投与前後の変化に着目する
7. 母集団の平均値の違いを測るツール、それがp値
8. 志賀さんからドクターへの回答

p.84 |【演習問題と解答】

p.97 | 第3章 リスク比とオッズ比
1. 医師からの質問と宿題
2. データを並び替えて傾向をみよう
3. 分割表は左側に原因（喫煙等）、上側に結果（不整脈等）を書く！
4. リスク比とは何だろう

  5 オッズ比の典型的な間違った解釈とは
  6 オッズ比でわかるのは影響要因かどうか、ということ
  7 オッズ比の活用方法
  8 理解しづらい「逆相関」を理解しやすくする方法
  9 コホート研究とケースコントロール研究を知る
  10 ケースコントロール研究でオッズ比が使われる
  11 ロジスティック回帰分析とは何だろう
  12 原因要因相互の関係で「強い相関はない」⇒ロジスティック回帰分析の必要なし
  13 リスク比からの有意差検定とは
  14 カイ２乗値とは何だろう
  15 サンプルサイズが小さいと有意差も出にくい
  16 志賀さんからドクターへの回答

p.146 【演習問題と解答】

p.151 第4章 カプランマイヤー法

  1 医師からの質問と宿題
  2 とにかく気楽に考えよう！！
  3 被験者によって試験の開始時期や観察期間が異なる
  4 生存率には「期別生存率」と「累積生存率」がある
  5 被験者ごとにバラバラな観察期間と観察終了理由に注目
  6 生存率曲線グラフのn数は「死亡」と「打ち切り」を除外した数値になる
  7 期別の死亡数と対象患者数がわかれば、ひたすらカリカリ単純計算！
  8 生存率曲線の描き方は意外に簡単
  9 各時期のn数は記載すべし
  10 p値を確認！「0.05のバーをくぐるリンボーダンス」を思い出そう！
  11 治療で死亡率がどれくらいの倍率で高くなるか、それがハザード比
  12 CI（信頼区間）は「1」をまたぐかどうかが重要
  13 志賀さんからドクターへの回答

p.189 第5章 カプランマイヤー法におけるMSTとPFS

  1 生存率曲線は必ず右肩下がりに推移する
  2 半分の患者の傾向を示す生存期間やPFSの"中央値"
  3 データから母集団の傾向が語れるか、常に意識を！

p.202 【演習問題と解答】

p.207 参考

第1章

基礎の中の基礎!
間違えたら信頼失う"統計知識"

売上目標を毎期、そこそこ達成しているＭＲの志賀裕さん。中堅ＭＲとして実績を重ねています。そんなある日、上司の営業所長から、「もうすぐうちの営業所にも新人ＭＲが赴任してくるので、新人ＭＲに統計の基本的な研修をしたいんだ。だれか講師を引き受けてくれる良い先生はいないかな」と言われました。「ひとり、お受けいただけるかもしれない先生はいますが」と志賀さん。
　統計の勉強会に何度か参加していた志賀さんは、その時の講師であるビジネス・ブレークスルー大学大学院教授で統計学の専門家・菅民郎先生を訪ねました。

志賀：菅先生、いつも大変お世話になっております。ご相談があり、お伺いしました。

菅：何かな？

志賀：今度、営業所に赴任してくる新人ＭＲに、統計の基礎を教える勉強会を開きたいと考えており、菅先生に講師をお願いできないかな、と思いまして。

菅：いいですよ。志賀さんのためなら。

志賀：ありがとうございます。

菅：新人ＭＲさんに統計を教えるのなら、何か関心をひくような具体例で説明することが大事だね。

志賀：私もそう思い、弊社の解熱剤である新薬Ｙと従来薬Ｘを具体例として取り上げました。次の表1-1のデータです。

表 1-1 解熱剤の新薬Yと従来薬Xの薬剤投与前後の体温変化

新薬Yの処方患者300人、従来薬Xの処方患者400人について、薬剤投与前後の体温を調べたデータ。低下体温は投与前体温から投与後体温を引いた値とする。

新薬 Y

患者No	投与前体温	投与後体温	低下体温
Y_1	38.5	35.5	3.0
Y_2	37.6	34.7	2.9
Y_3	38.1	36.0	2.1
Y_4	39.1	36.6	2.5
⋮	⋮	⋮	⋮
Y_297	38.1	36.1	2.0
Y_298	38.0	35.8	2.2
Y_299	39.0	37.0	2.0
Y_300	38.4	37.6	0.8

従来薬 X

患者No	投与前体温	投与後体温	低下体温
X_1	37.6	36.1	1.5
X_2	38.4	36.9	1.5
X_3	38.2	36.5	1.7
X_4	39.0	36.1	2.9
⋮	⋮	⋮	⋮
X_397	38.4	37.1	1.3
X_398	38.2	37.4	0.8
X_399	38.0	37.2	0.8
X_400	37.8	36.5	1.3

(注)学習用に作成された架空データです。Excelファイルでダウンロードできます。
http://www.mixonline.jp/download/detail/tabid/259/downid/9308/Default.aspx

菅：良いデータがあるじゃないか。

志賀：このデータで「新薬Yは従来薬Xに比べ解熱効果がある」との仮説検証をして、新人MRに統計の基本的な考え方を知ってもらうのはいかがでしょうか。

菅：まずは結果の見方がわかり、新人MRさんが医師に新薬Yの解熱効果があることを、統計結果に基づき正しく伝えられればいいんじゃないかな。

志賀：はい、おっしゃる通りと思います。ところで、日本製薬工業協会が「医療用医薬品製品情報概要記載要領、広告作成要領」を改訂（15年10月）

し、「製品説明資材等を作成する際、実施した解析は結果値のみならず、信頼区間やp値を表記するように」との通達を会員会社などに行いました。これまで以上に信頼区間やp値とは何かを理解する必要があるとも考えているのですが。

菅：なるほどね。だけど、志賀さん、信頼区間やp値を教えるのもいいけど、その前に新人MRさんには医学統計の重要性を理解させることがとても大切だと思うが、どう考える？

志賀：おっしゃる通りです。何のために医学統計を身につける必要があるのかをまず叩き込まないといけませんね・・・、と言っている私自身も明快に答えられるかどうか・・・（汗）。

菅：ははは、仕方がないな。このようなカリキュラムで教えようかと思うが、どうだい？

カリキュラム

①医学統計の重要性
②n数、サンプルサイズ、サンプル数、母集団とは
③量的データは平均値と中央値を計算せよ
④データのばらつきを調べる標準偏差
⑤仮説検定とは
⑥標準誤差（SE）とは
⑦対応のあるデータ、対応のないデータとは
⑧信頼区間とは

志賀：ありがとうございます！　このカリキュラムでお願いいたします。

（そして、勉強会当日になりました）

「n数」「サンプルサイズ」「サンプル数」の違い

志賀：今日は、医師や薬剤師といった先生方に、正確にエビデンスをお伝えできるようになるため、統計の基礎の基礎についての勉強会を行います。統計学の専門家である菅先生を講師にお招きしました。それでは菅先生、よろしくお願いします。

菅：新人MRの皆さん、よろしくお願いします。

新人：よろしくお願いします。

菅：今日は医学統計の重要性をしっかり理解してもらいたいと思っていますが、その前に、ひとつ問題を出してみようかな。次の表1-1を見てください。

表 1-1　解熱剤の新薬Yと従来薬Xの薬剤投与前後の体温変化（再掲）

新薬Y			
患者 No	投与前体温	投与後体温	低下体温
Y_1	38.5	35.5	3.0
Y_2	37.6	34.7	2.9
Y_3	38.1	36.0	2.1
Y_4	39.1	36.6	2.5
⋮	⋮	⋮	⋮
Y_297	38.1	36.1	2.0
Y_298	38.0	35.8	2.2
Y_299	39.0	37.0	2.0
Y_300	38.4	37.6	0.8

従来薬X			
患者 No	投与前体温	投与後体温	低下体温
X_1	37.6	36.1	1.5
X_2	38.4	36.9	1.5
X_3	38.2	36.5	1.7
X_4	39.0	36.1	2.9
⋮	⋮	⋮	⋮
X_397	38.4	37.1	1.3
X_398	38.2	37.4	0.8
X_399	38.0	37.2	0.8
X_400	37.8	36.5	1.3

菅：これは、皆さんの会社の解熱剤である新薬Yと、従来薬Xの薬剤投与前後の体温変化を調べた表です。新薬Yの処方患者は300人、従来薬Xの処方患者は400人で、低下体温は投与前体温から投与後体温を引いた値のこと。n数はいくつだい？

新人：n数って何ですか。

菅：ふむ、そこから教えないといけなかったか。n数は体温を調べた患者さんの人数のこと。nはnumberの頭文字だ。統計学ではサンプルサイズあるいは標本サイズともいうよ。

新人：わかりました。

菅：それでは新薬Yと従来薬Xのサンプルサイズはいくつかな？

新人：新薬Yのサンプル数は300人、従来薬Xのサンプル数は400人です。

菅：ブー、間違いだ。

新人：ヒェー、何がいけなかったんですか。

菅：間違いの理由は、n数もしくはサンプルサイズと言うべきところを、サンプル数と言ったことだよ。

新人：どう違うんですか。

菅：この両者はしばしば混同して用いられることが多いので注意が必要だ。今回の調査はいくつしているかな。

新人：・・・、新薬Yの調査と、従来薬Xの調査の2つです。

菅：正解。調査の個数をサンプル数あるいは標本数というよ。表1について見ると、サンプル数は2、それぞれのn数もしくはサンプルサイズは新薬Yがn＝300もしくは300、従来薬Xがn＝400もしくは400となる。

新人：はい。両者の使い分けを間違えないようにします。

菅：皆さんの先輩MRにも間違えている人がいたり、先生方にも混同されている方がいるかもしれないけど、皆さんはしっかり覚えましょう。

志賀：(やば・・・)

新人：はい。

菅：ここで勉強会の目的を確認しよう。

新人：統計学の勉強会ですよね。

菅：そうだけど。単なる統計の勉強会じゃない。

新人：はい。

菅：製薬企業では、世の中の多くの人たちに処方される新薬Yが従来薬Xより効果があるといえるかどうかについて、表1-1のデータなどを統計学に基づいて解析・検証します。皆さんはその検証結果をしっかり先生方にお伝えし、お薬が安全に使ってもらえるよう情報提供・収集活動をする。こうした活動が結果として売上成績につながるわけだね。この検証結果の基本的な解釈、つまり医学統計の基本中の基本をマスターしてもらうことが今回の勉強会のねらいだよ。

新人：仕事に直結していて、やりがいがあります！

菅：やる気があって嬉しいぞ。よし、まず医学統計の重要性を大きく3点にまとめたので、しっかり理解してください。

新人：はい。

医学統計をマスターしなければならない3つの理由

菅：医学統計がなぜ重要なのか、1つめは「医学統計はMR活動において欠かすことのできない知識であること」、2つめは「エビデンスは医療分野で重要な役割を果たしていること」、3つめは「統計解析は『一部を見て

全体を知る』ための方法であること」——だからです。具体的にはそれぞれ以下の通りだ。

■ 医学統計の重要性

①MR活動において欠かすことのできない医学統計の知識

MR活動には医学統計の知識が不可欠です。自社製品の臨床試験成績を医師に説明するとき、統計を正しく理解していなくては説得力がありません。しかし、MRの中には「統計は難しい」とのアレルギーを持っている方がいます。そこで今回は、MRが知っておくべき医学統計学の常識と基礎について学び、自信を持った統計トークができるようになることが重要です。

② 医療分野で重要なエビデンス

医療の分野において統計学的なエビデンスが重要視されています。たとえば製薬企業が新しい薬を作ったときは、綿密に計画された研究方法で採取したデータに対して統計解析を行います。そして、その結果を厚生労働省に提出することにより、新薬が認可され、保険適用が認められます。MRはそのエビデンスを通じて医師に製品の説明をします。

③統計解析は「一部を見て全体を知る」ための方法

まずは、なぜ医療の分野で統計が必要なのかを考えてみたいと思います。新薬の効果や安全性を調べる場合、その薬を必要とする全ての人に新薬を投与してみれば効果や安全性はわかりますが、それは不可能です。そのため臨床試験では、一部の人に薬を投与して、そこで得られたデータが世の中の多くの人たちにも通じるかを検証します。

身長や体重が人それぞれで違うように、薬の効果も人さまざまです。ですから、各人の臨床試験結果を見ると、薬の効果や安全性にばらつきがあることが多く、本当に効果があるのか、それとも偶然なのか、安全性は大

丈夫か、を判断するのが困難なケースがあります。そこで登場するのが統計解析です。

　統計解析は「一部を見て全体を知る」のに便利な道具です。すなわち、一部の対象者について調べた結果が、広く世の中の人たちについても同じことが言えるかを判断するものです。そのため、医療の研究において統計解析はなくてはならない存在となっています。

菅：わかりましたか？　そして、ここで言った「広く世の中の人たち」のことを統計学では「母集団」というんだ。これもよく出てくる用語だから、しっかり覚えてね。

新人：はい。

Point 3　平均値と中央値　両方を確認すべし！

菅：医学統計を語る上で、とても重要で、またよく出てくる平均値や中央値を勉強しよう。

新人：よろしくお願いします。

菅：統計学の説明をする場合、データ数が少ない例の方が、新人の皆さんにはわかりやすいので、10人のデータで説明することにする。そして都度、皆さんの会社の解熱剤である新薬Yと従来薬Xによる調査データ（表1-1）を使ってテストをしていこうかな。

基礎の中の基礎！　間違えたら信頼失う"統計知識"　第1章

新人：テスト！？

菅：難しく考えない！　一歩ずつ理解していけば大丈夫だ。

新人：はい。

菅：Excelの基本的な操作ができれば、簡単に求められるから安心していいよ。まずは、新薬Yのn = 300人、従来薬Xのn = 400人から各10人を選んでください。

新人：選びました。

表1-2　新薬Yと従来薬Xの各10人抜粋データ

新薬Y		
患者名	投与前体温	投与後体温
Y_10	35.2	35.1
Y_81	38.6	36.4
Y_123	37.0	34.8
Y_141	38.4	37.9
Y_168	38.8	36.4
Y_171	37.7	36.6
Y_177	38.7	36.0
Y_261	37.4	35.8
Y_265	38.5	36.4
Y_292	39.6	36.4

従来薬X		
患者名	投与前体温	投与後体温
X_20	37.6	36.3
X_88	40.0	37.6
X_107	37.0	36.5
X_196	44.5	37.1
X_197	38.3	36.3
X_276	37.1	36.6
X_286	37.9	36.2
X_291	37.3	36.6
X_361	39.1	37.2
X_383	37.7	36.1

菅：表1-2のデータについて、新薬Yの投与前体温と投与後体温の平均値をまず計算してみよう。そして求められた平均値の差分（低下体温）を求めてください。従来薬Xについても同様に計算しよう。

新人：（カリカリカリ）できました。

表 1-3　平均値による解熱効果の比較

薬剤名	n	投与前体温（平均値）	投与後体温（平均値）	低下体温（平均値の差分）
新薬 Y	10	37.99	36.18	37.99 − 36.18 = 1.81
従来薬 X	10	38.65	36.65	38.65 − 36.65 = 2.00

菅：この結果（表1-3）をみて、どのようなことが言えるかな。

新人：ええっと、新薬Y、従来薬Xどちらも、投与後体温平均値は投与前体温平均値に比べ低くなっています。解熱効果があると言っていいのではないでしょうか。

菅：そうだね。ただし、いくつ以上下回れば解熱効果があったと言える統計学的基準はないんだ。とりあえず今は、いくつでも良いから投与前体温を下回れば解熱効果があったとしよう。ほかに気がついたことはあるかな？

新人：新薬Yの低下体温1.81度に比べ従来薬Xの低下体温2.00度が大きかったので、従来薬Xの方が、効果があったと思います。

菅：計算結果を見る限り正解だ。だけど、それでは皆さんの会社の新薬Yをお医者さんに薦められないじゃないか。

新人：たしかに・・・。

菅：新薬が承認されたということは、既存薬よりも効果がすぐれているなど何か特徴があるはずだ。データの見方が間違っていたのでは、と疑問を持たないといけないな。つまり、まだまだデータを見る目ができていない

ということだ。

新人：はい・・・、何を見ればいいんですか。

菅：体温のように数量で測定されたデータを量的データというよ。量的データは平均値だけでなく、中央値をみるのが必須だ。

新人：中央値って何ですか？

菅：中央値はデータを降順あるいは昇順に並べたとき真ん中に位置する値のことだよ。たとえばデータが37.5、38.2、38.6の3個の場合の中央値は38.2だ。

新人：へえー。

菅：ということで、表1-2の従来薬Xの投与前体温と投与後体温の中央値を求めてみてください。

表1-2　新薬Yと従来薬Xの各10人抜粋データ（再掲）

新薬Y			従来薬X		
患者名	投与前体温	投与後体温	患者名	投与前体温	投与後体温
Y_10	35.2	35.1	X_20	37.6	36.3
Y_81	38.6	36.4	X_88	40.0	37.6
Y_123	37.0	34.8	X_107	37.0	36.5
Y_141	38.4	37.9	X_196	44.5	37.1
Y_168	38.8	36.4	X_197	38.3	36.3
Y_171	37.7	36.6	X_276	37.1	36.6
Y_177	38.7	36.0	X_286	37.9	36.2
Y_261	37.4	35.8	X_291	37.3	36.6
Y_265	38.5	36.4	X_361	39.1	37.2
Y_292	39.6	36.4	X_383	37.7	36.1

極端な値である"外れ値"が平均値を左右する

新人：えーっと、データを並び替えて、あれ？　データ個数が偶数のため、真ん中に位置する値が2つあります。どちらを中央値にすればいいんですか？

菅：真ん中に位置する2つの値の平均値を中央値とするよ。

新人：わかりました。まず従来薬Xの投与前体温を計算してみます。（カリカリカリ）できました！　中央値は37.8です。

表1-4　従来薬X投与前データの中央値

従来薬X投与前体温

X_20	X_88	X_107	X_196	X_197	X_276	X_286	X_291	X_361	X_383
37.6	40.0	37.0	44.5	38.3	37.1	37.9	37.3	39.1	37.7

従来薬X投与前体温（昇順）

X_107	X_276	X_291	X_20	X_383	X_286	X_197	X_361	X_88	X_196
37.0	37.1	37.3	37.6	37.7	37.9	38.3	39.1	40.0	44.5

37.8

菅：平均値と中央値を比較してみよう。

新人：従来薬Xの投与前体温は、平均値（38.65度）の方が中央値（37.8度）より値が大きいです。

菅：その理由は？

基礎の中の基礎！ 間違えたら信頼失う"統計知識" 第1章

新人：何でだろう・・・、あっ！ ここでは44.5度の患者さんという他に比べ大きいデータがあります。平均値は、このデータに引きずられて値が大きくなったと思います。中央値は44.5度と大きなデータがあっても、真ん中の値なのでその影響は受けません。だから、平均値の方が中央値より値が大きいのだと思います。

菅：いいね。正解だ。結構できるじゃないか。

新人：ウフフ、それほどでも。

菅：皆さんの会社の薬剤は患者の体温が37度～40度ぐらいに効果があるとされている。したがって**表1-1**の投与前体温は数名を除いて、ほぼこの範囲に入っている。ほとんどの患者が37度～40度の間にある中で、X_196の患者（44.5度）は本来、この薬剤を適用してはいけない患者だった可能性がある。44.5度は通常データでなく異常なデータだといえる。このデータを統計学では「外れ値」という。外れ値がある場合、平均値は高めに出るので平均値を用いて分析するのは危険なんだ。

新人：はい。

菅：ここで知ってもらいたいのは、平均値と中央値は両方計算し、両者の値が「ほぼ同じ」であるかどうかを確認することなんだ。

新人：「ほぼ同じ」というのは、どれくらいの差があれば「ほぼ同じ」と理解して良いのでしょうか？

菅：良い質問だね。「ほぼ同じ」と、この逆の意味となる「異なる」との判断に統計学的な基準は残念ながらなく、分析者の判断に委ねられるんだ。

今回のデータでは平均値と中央値との差が0.2以上であれば「異なる」とするよ。

新人：そうなんですね、わかりました。

Point 5　平均値と中央値の差
ひとつでも「異なる」があれば中央値を使う

菅：次に、新薬Yの投与前体温の中央値を求めて、平均値と比較してみよう。

新人：（カリカリカリ）わかりました。中央値は38.45度です。

表1-5　新薬Y投与前データの中央値

Y_10	Y_123	Y_261	Y_171	Y_141	Y_265	Y_81	Y_177	Y_168	Y_292
35.2	37.0	37.4	37.7	38.4	38.5	38.6	38.7	38.8	39.6

38.45

新人：このため、新薬Yの投与前体温は、平均値37.99、中央値38.45で、その差は0.46度です。両者は「異なる」ので、中央値を適用します。

菅：OK。平均値と中央値の値に差がある理由は？

新人：平均値が中央値より低くなっている原因は、35.2度と小さい値があるからでしょうか。

菅：そうだね。先ほど話した"外れ値"だ。

新人：はい。

菅：よし、これまでは新薬Y、従来薬Xのそれぞれの投与前のデータだったけど、それぞれの投与後の中央値を求め、平均値と中央値の比較表を作成してみようか。

新人：はい。（カリカリカリ）作成しました。

表1-6　新薬Yの平均値と中央値の比較

新薬Y	n	投与前体温	投与後体温	低下体温
平均値	10	37.99	36.18	1.81
中央値	10	38.45	36.40	2.05
平均値と中央値の比較		異なる	異なる	

表1-7　従来薬Xの平均値と中央値の比較

従来薬X	n	投与前体温	投与後体温	低下体温
平均値	10	38.65	36.65	2.00
中央値	10	37.80	36.55	1.25
平均値と中央値の比較		異なる	ほぼ同じ	

菅：さっき、新人の皆さんは「新薬Yの低下体温平均値1.81度に比べ従来薬Xの低下体温平均値2.00度が大きかったので、従来薬Xの方が、効果があった」と答えたけど、これが間違いなのはわかるよね。

新人：はい。中央値の計算結果を見ると、新薬Yの低下体温中央値は2.05度で従来薬Xの低下体温中央値1.25度を上回り、新薬Yの方が従来薬Xに比べ解熱効果があったと言えます。

表1-8 中央値による解熱効果の比較

薬剤名	n	投与前体温（中央値）	投与後体温（中央値）	低下体温（中央値の差分）
新薬Y	10	38.45	36.40	2.05
従来薬X	10	37.80	36.55	1.25

菅：OK。ここでポイントがある。表1-6と表1-7をよく見てほしい。新薬Yと従来薬Xの投与前体温、投与後体温による平均値と中央値についてだ。「異なる」と「ほぼ同じ」が混在しているでしょ。ひとつでも「異なる」があれば、中央値で分析するんだ。

新人：わかりました。当社の新薬Yの方が、効果があるとの結論が導かれて安心しました。

菅：私も安心したよ。

Point 6　平均値を使う場合は"外れ値"を除外しよう

新人：ところで、私は昔から使っている平均値の方が中央値より使いやすいです。そこで、先ほどお話のあった外れ値を除外して、平均値で比較するのはいけないでしょうか。

菅：良い発想だね。君の言う方法で比較してみようか。

新人：できました。外れ値を除外した上での低下体温の平均値は、新薬Y

の方は2.00度、従来薬Xは1.40度で、新薬Yの方が従来薬Xより効果があったと言えます。

表1-9　外れ値を除外した平均値による解熱効果の比較

新薬Y				従来薬X			
患者名	投与前体温	投与後体温		患者名	投与前体温	投与後体温	
Y_81	38.6	36.4		X_20	37.6	36.3	
Y_123	37.0	34.8		X_88	40.0	37.6	
Y_141	38.4	37.9		X_107	37.0	36.5	
Y_168	38.8	36.4		X_197	38.3	36.3	
Y_171	37.7	36.6		X_276	37.1	36.6	
Y_177	38.7	36.0		X_286	37.9	36.2	
Y_261	37.4	35.8		X_291	37.3	36.6	
Y_265	38.5	36.4		X_361	39.1	37.2	
Y_292	39.6	36.4		X_383	37.7	36.1	
除外 Y_10	35.2	35.1		除外 X_196	44.5	37.1	
9人 平均値	38.30	36.30		9人 平均値	38.00	36.60	

薬剤名	n	投与前体温（平均値）	投与後体温（平均値）	低下体温
新薬Y	9	38.30	36.30	2.00
従来薬X	9	38.00	36.60	1.40

菅：正解。中央値、外れ値を除外した平均値、どちらで行っても結論は同じということだ。そして、医学統計においては、中央値もさることながら、外れ値を除外した平均値を用いることも少なくないんだ。このことも覚えておいてほしいな。

新人：はい。

菅：よし、今までのところをまとめてみると次の通りだ。

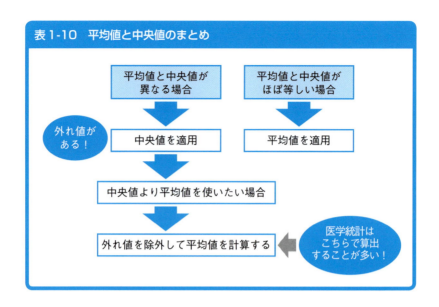

新人：素人の私でもよくわかりました。興味深いところでもうひとつ教えてください。外れ値を見つける方法はあるのでしょうか？　今回は、新薬Yの外れ値が投与前体温が35.2度の患者さん、従来薬Xが同44.5度の患者さんではないかと思いましたが、これはたまたま当たっただけではないか、とも思ってしまうのですが。

菅：外れ値の計算方法はあるよ。ちなみに、今サクッと計算してみたら、君が指摘した患者さんが外れ値だったよ。

新人：菅先生、外れ値の計算方法も知りたいです！

菅：勉強熱心で感心だ。しかし、まず君にとって大事なことは、本社マーケティング部門や企画部門が用意する製品説明資材のグラフが何を意味するのか、グラフ付近に記載される統計用語や数値が何を意味するのかをしっかり理解することだ。

新人：はい・・・。

菅：でも、せっかく興味があるということなので、今度、教えますよ（p.207〜211で解説）。

新人：よろしくお願いします！

 n数が大きい場合は外れ値もチェック！

菅：よし、それでは新薬Y（n = 300）と従来薬X（n = 400）の全データ（表1-1）について平均値と中央値を算出し、その結果から新薬Yは従来薬Xに比べて効果があったか調べてみよう。

表 1-1　解熱剤の新薬Yと従来薬Xの薬剤投与前後の体温変化（再掲）

新薬 Y				従来薬 X			
患者No	投与前体温	投与後体温	低下体温	患者No	投与前体温	投与後体温	低下体温
Y_1	38.5	35.5	3.0	X_1	37.6	36.1	1.5
Y_2	37.6	34.7	2.9	X_2	38.4	36.9	1.5
Y_3	38.1	36.0	2.1	X_3	38.2	36.5	1.7
Y_4	39.1	36.6	2.5	X_4	39.0	36.1	2.9
⋮	⋮	⋮	⋮	⋮	⋮	⋮	⋮
Y_297	38.1	36.1	2.0	X_397	38.4	37.1	1.3
Y_298	38.0	35.8	2.2	X_398	38.2	37.4	0.8
Y_299	39.0	37.0	2.0	X_399	38.0	37.2	0.8
Y_300	38.4	37.6	0.8	X_400	37.8	36.5	1.3

新人：頑張ります。

新人：(カリカリカリ、カリカリカリ) Excel で簡単に算出できました。新薬 Y と従来薬 X の平均値と中央値は以下の通りになりました。

表1-11　新薬Yと従来薬Xの平均値と中央値

	新薬 Y	
	投与前体温	投与後体温
n	300	300
平均値	38.31	36.19
中央値	38.35	36.10
平均値と中央値の比較	ほぼ同じ	ほぼ同じ

	従来薬 X	
	投与前体温	投与後体温
n	400	400
平均値	38.24	36.72
中央値	38.20	36.70
平均値と中央値の比較	ほぼ同じ	ほぼ同じ

菅：この結果から何が言えますか？

新人：新薬Yについてですが、投与前体温、投与後体温ともに、平均値と中央値を比較したら、いずれも「ほぼ同じ」でした。従来薬Xについても同様に「ほぼ同じ」でした。このため、平均値と中央値のどちらで解析しても同じ結論になります。

菅：うん、そうだね。

新人：中央値を用いて新薬Yと従来薬Xの解熱効果を見てみると、

- 新薬Yの低下体温中央値 ＝ 38.35 － 36.10 ＝ 2.25（度）
- 従来薬Xの低下体温中央値 ＝ 38.20 － 36.70 ＝ 1.50（度）

となり、新薬Yは従来薬Xに比べ効果があると言えます。

菅：いいねえ、正解だよ。

新人：やったー！

菅：だけど、実は平均値と中央値が「ほぼ同じ」でも、サンプルサイズが大きい場合、外れ値があることもある。とはいえ、外れ値の算出は手計算では難しいんだ。たとえば私が開発したフリーソフト「Excel統計解析」を使ってみると、外れ値は以下の通りになるよ。

表1-12　新薬Yと従来薬Xの外れ値

	新薬Y			従来薬X	
	投与前体温	投与後体温		投与前体温	投与後体温
下内境界点	36.95	34.40	下内境界点	36.50	35.00
上内境界点	39.60	37.90	上内境界点	39.99	39.00
外れ値1	35.0	無し	外れ値1	44.5	無し
外れ値2	35.0		外れ値2	44.4	
外れ値3	35.2		外れ値3	44.3	
外れ値4	35.6				

菅：投与前、投与後の両方あるいはどちらかに外れ値があればその患者を除外する必要があるよ。新薬Yでは4つ、従来薬Xでは3つだ。これらを除外したデータが真の解析対象になる。よし、外れ値除外後データで再度、新薬Yと従来薬Xの平均値を調べてみよう。

　外れ値を除外した新薬Y（n=296）と従来薬X（n=397）は表1-1【その2】として、Excelファイルでどなたでもダウンロードできます。
http://www.mixonline.jp/download/detail/tabid/259/downid/9308/Default.aspx

新人：はい。（カリカリカリ、カリカリカリ）できました。

表1-13 外れ値除外後データにおける低下体温平均値

	新薬Y				従来薬X		
	投与前体温	投与後体温	低下体温		投与前体温	投与後体温	低下体温
n	296	296		n	397	397	
平均値	38.35	36.20	2.15	平均値	38.20	36.71	1.49

新人：新薬Yの低下体温平均値は、38.35 − 36.20 = 2.15度、従来薬Xの低下体温平均値は、38.20 − 36.71 = 1.49度、となって外れ値除外後の平均値でみても、新薬Yは従来薬Xに比べ効果がありました。

菅：正解だよ。これだけカリカリ計算したら、平均値と中央値はバッチリだね。

新人：ありがとうございました。

データのばらつき具合を示す「標準偏差」数値大きいほどばらつき大きく

菅：データを語る上で、また製品説明資材によく出てくる"信頼区間"などを語る上で知っておかなければならない「標準偏差」を取り上げるよ。

新人：信頼区間？標準偏差？？ いきなり難しくなったような・・・。

菅：統計用語が出てきただけで「もうムリ」と考えてしまうのはわからなくもないけど、難しく考えないで。一歩ずつ理解していけば大丈夫だ。あと、いまは信頼区間は取り上げないからね（「信頼区間」は第2章で解説します）。

新人：はい、よろしくお願いします。

菅：標準偏差が何かを説明する前に、まず手を動かそう。皆さんの会社の解熱剤である新薬Yと従来薬Xのそれぞれから抜粋した10人データから、外れ値を除いた9人のデータ（表1-9）を使って説明しよう。あらためて示すよ。

表1-9 外れ値を除外した平均値による解熱効果の比較（再掲）

新薬Y 患者名	投与前体温	投与後体温
Y_81	38.6	36.4
Y_123	37.0	34.8
Y_141	38.4	37.9
Y_168	38.8	36.4
Y_171	37.7	36.6
Y_177	38.7	36.0
Y_261	37.4	35.8
Y_265	38.5	36.4
Y_292	39.6	36.4
除外 Y_10	35.2	35.1
9人 平均値	38.30	36.30

従来薬X 患者名	投与前体温	投与後体温
X_20	37.6	36.3
X_88	40.0	37.6
X_107	37.0	36.5
X_197	38.3	36.3
X_276	37.1	36.6
X_286	37.9	36.2
X_291	37.3	36.6
X_361	39.1	37.2
X_383	37.7	36.1
除外 X_196	44.5	37.1
9人 平均値	38.00	36.60

薬剤名	n	投与前体温（平均値）	投与後体温（平均値）	低下体温
新薬Y	9	38.30	36.30	2.00
従来薬X	9	38.00	36.60	1.40

菅：このうち、新薬Yのデータを使おう。

新人：はい。

志賀：まず、個々の患者について低下体温を求めてくれるかな。

新人：個々の患者について、投与前体温から投与後体温を引けばいいですね。(カリカリカリ) できました。

表1-14　外れ値除外後データにおける低下体温平均値

新薬Y			
患者名	投与前体温	投与後体温	低下体温
Y_81	38.6	36.4	2.20
Y_123	37.0	34.8	2.20
Y_141	38.4	37.9	0.50
Y_168	38.8	36.4	2.40
Y_171	37.7	36.6	1.10
Y_177	38.7	36.0	2.70
Y_261	37.4	35.8	1.60
Y_265	38.5	36.4	2.10
Y_292	39.6	36.4	3.20
平均	38.3	36.3	2.00

菅：OK。低下体温の最大値はY_292の3.20(度)、最小値はY_141の0.50(度)だね。低下体温に差があり、新薬Yの効き目は患者によって異なるとは思わないか。

新人：はい、そう思います。会社としては患者によって効き目に差が無い方が良いと思いますが。

菅：仮に低下体温が表1-15の右列の値だったとしよう。どちらの方が望ましいかな。

基礎の中の基礎！　間違えたら信頼失う"統計知識"　第1章

表1-15　新薬Y低下体温と別データ低下体温

	新薬Y 低下体温	別データ 低下体温
	2.20	2.10
	2.20	2.10
	0.50	1.25
	2.40	2.20
	1.10	1.55
	2.70	2.35
	1.60	1.80
	2.10	2.05
	3.20	2.60
平均	2.00	2.00

新人：ひと目ではよくわかりません。

菅：そうだね。では、図にしてみよう（p.28　図1-1参照）。

新人：あっ！　右側の「別データ」の方が左側の新薬Yよりデータのばらつきが小さいです。

菅：そうだね。

新人：効き目に差がないという点でいえば、望ましいのは「別データ」と思います。

菅：図を見れば一目瞭然だね。どういうことかと言うと、データのばらつきの程度を数値で示すことができれば、その値を比較することによって薬剤の評価ができるということなんだ。ばらつきの程度を示す数値のことを標準偏差といい、これは統計で用いる代表的な指標だよ。

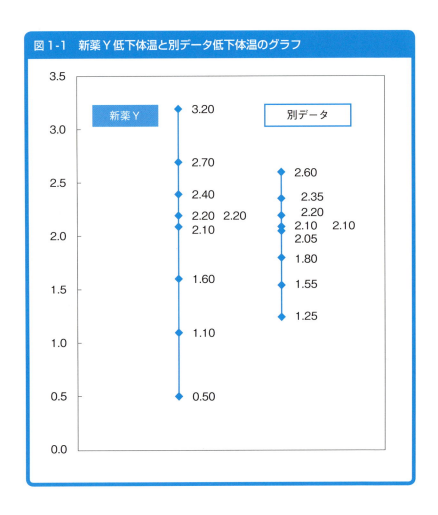

図1-1　新薬Y低下体温と別データ低下体温のグラフ

新人：はい。

菅：標準偏差は、平均値に比べて、「どれだけばらついているか？」「差が大きいか？」を求めたものなんだ。標準偏差の値は、最小値がゼロで、データの「ばらつきの程度」が大きいほど値が大きくなる。

新人：はい。でも菅先生、医学統計の基本的な意味合いだけ理解すること

が今回の新人研修の目的ということはわかっているんですが、標準偏差の計算方法も気になります。どのようにして求めるんですか。

菅：ホントに感心だね。よし、標準偏差は手計算で求められるし、これぐらいは自分で計算して、しっかり理解した方がいいね。その方法を説明しよう。

新人：お願いします！

標準偏差の算出は意外に簡単

菅：では、先ほど計算した外れ値を除外した新薬Yの低下体温データ（n = 9）について、次の手順で計算してみてくれるかな。

表1-14　外れ値除外後データにおける低下体温平均値（再掲）

新薬Y			
患者名	投与前体温	投与後体温	低下体温
Y_81	38.6	36.4	2.20
Y_123	37.0	34.8	2.20
Y_141	38.4	37.9	0.50
Y_168	38.8	36.4	2.40
Y_171	37.7	36.6	1.10
Y_177	38.7	36.0	2.70
Y_261	37.4	35.8	1.60
Y_265	38.5	36.4	2.10
Y_292	39.6	36.4	3.20
平均	38.3	36.3	2.00

個々の患者の低下体温について、
①個々のデータから平均値を引く
　　求められた値を偏差といいます

②個々の偏差を平方する（平方とは「偏差×偏差」のこと）
　　求められた値を偏差平方といいます

③求められた9人の偏差平方を合計する
　　合計の値を偏差平方和といいます

④偏差平方和をn＝9人で割る
　　求められた値を分散といいます

⑤分散のルートを計算する
　　求められた値を標準偏差といいます

新人：（Excelで簡単に求められそうだな・・・、カリカリカリ、カリカリカリ）できました！

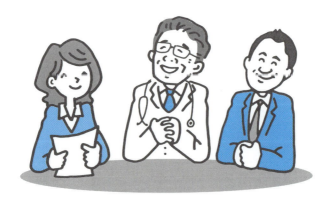

表1-16 新薬Yの標準偏差の計算の流れ

	新薬Y 低下体温	①偏差			②偏差平方	
	2.2	2.2 − 2.0 =	0.2	0.2 × 0.2 =	0.04
	2.2	2.2 − 2.0 =	0.2	0.2 × 0.2 =	0.04
	0.5	0.5 − 2.0 =	−1.5	−1.5 × −1.5 =	2.25
	2.4	2.4 − 2.0 =	0.4	0.4 × 0.4 =	0.16
	1.1	1.1 − 2.0 =	−0.9	−0.9 × −0.9 =	0.81
	2.7	2.7 − 2.0 =	0.7	0.7 × 0.7 =	0.49
	1.6	1.6 − 2.0 =	−0.4	−0.4 × −0.4 =	0.16
	2.1	2.1 − 2.0 =	0.1	0.1 × 0.1 =	0.01
	3.2	3.2 − 2.0 =	1.2	1.2 × 1.2 =	1.44
平均	2.0	③偏差平方和＝偏差平方の合計				5.4
		④分散＝偏差平方和の平均				0.6
		⑤標準偏差＝√分散				0.775

菅：正解。簡単だったでしょ？　ちなみに表現方法だけど、標準偏差0.775は低下体温のデータ単位「度」をつけて表記する。そして、低下体温の平均値は2.0度、標準偏差は0.775度──というよ。

新人：標準偏差は平均値より必ず小さくなるのでしょうか？

菅：通常はそうだが、標準偏差が平均値より大きくなることもある。この場合、データのばらつきは相当大きい。外れ値が多数あり、それを除外しないで標準偏差を求めた場合に起こるよ。

新人：ほー、なるほど。

菅：では、外れ値を除外した従来薬Xの低下体温データ（n＝9）についても、標準偏差を求めてみようか。

表 1-9 外れ値を除外した平均値による解熱効果の比較（再掲・抜粋）

	従来薬 X		
	患者名	投与前体温	投与後体温
	X_20	37.6	36.3
	X_88	40.0	37.6
	X_107	37.0	36.5
	X_197	38.3	36.3
	X_276	37.1	36.6
	X_286	37.9	36.2
	X_291	37.3	36.6
	X_361	39.1	37.2
	X_383	37.7	36.1
除外	X_196	44.5	37.1
9人	平均値	38.00	36.60

新人：はい。（カリカリカリ）計算しました。標準偏差は 0.655 です。

表 1-17 従来薬 X の標準偏差の計算の流れ

	従来薬 X 低下体温	①偏差	②偏差平方
	1.3	－0.1	0.01
	2.4	1.0	1
	0.5	－0.9	0.81
	2.0	0.6	0.36
	0.5	－0.9	0.81
	1.7	0.3	0.09
	0.7	－0.7	0.49
	1.9	0.5	0.25
	1.6	0.2	0.04
平均	1.4	③偏差平方和	3.86
		④分散	0.4
		⑤標準偏差	0.655

菅：いいねえ、正解だ。新薬 Y、従来薬 X の低下体温データをプロットすると、データのばらつき程度がよくわかるよ。

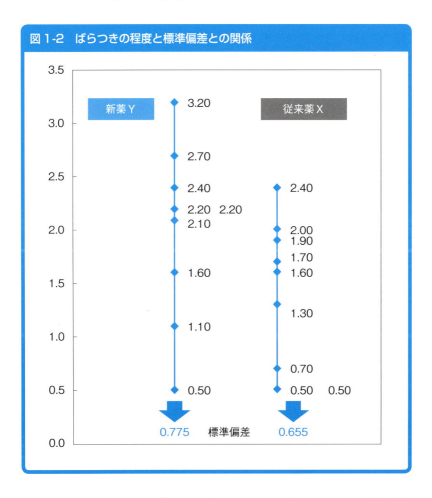

図1-2　ばらつきの程度と標準偏差との関係

新人：わー、たしかに新薬 Y の方が、ばらつきの程度が大きく、標準偏差も大きいです。

菅：新薬 Y の方が従来薬 X より、解熱の効き目は患者によって異なるということだ。

新人：残念です。

菅：9人だけという小さいデータで判断するとそうなったね。だけど、新薬Y、従来薬Xの全データで調べるとどうなるかな？　それに標準偏差について、もうひとつ知ってもらいたいことがあるんだ。

新人：もうひとつ知ってもらいたいことって何ですか？

Point 10　2つの標準偏差
標準偏差（n）と標準偏差（n−1）を知ろう

菅：先ほど新薬Yと従来薬Xの標準偏差を計算するとき、④の「分散」を求める際に、③の「偏差平方和」をn数で割ったよね。実は、n数で割る方法と、n数から1人を引いた値（n−1）で割る方法があるんだ。標準偏差の計算方法が2つあるということだね。

新人：両者の違いは何ですか。

菅：その質問に答える前に、こちらからの質問だ。統計解析の役割は何かな。

新人：えーっと、一部を見て全体を知るための方法です。

菅：OK。先ほど話したけど、新薬の効果を調べる場合、その薬を必要とする全ての人に新薬を投与してみれば効果や安全性はわかるが、それは不可能だ。そのため一部の人に薬を投与して、そこで得られたデータが世の中の多くの人たちにも通じるかを検証する。この目的で標準偏差を適用す

る場合、n − 1 で求める標準偏差を適用する（以下、「標準偏差（n − 1）」と記載）。

新人：（ふーん、そうなんだ・・・）

菅：n 数で求める標準偏差を適用する場合というのを、次のたとえ話で説明しようかな。ここ 1 か月間に MR が医師と面談した回数を調べたとする。A 営業所と B 営業所の面談回数のばらつきの程度を調べ、その程度が小さい営業所に賞品を提供するとしよう。この例は、両営業所の面談回数のばらつき程度がわかればそれでおしまい。一部を見て全体を知る必要はない。このような場合は n 数で求める標準偏差を適用する（以下、「標準偏差（n）」と記載）。

新人：そうなんですね。ということは、今回は新薬 Y と従来薬 X の全データから世の中全体の傾向を知りたいので、標準偏差（n − 1）を使う必要がある、ということですね。

菅：いいね、そういうことになるよ。

 ## n 数が少ないと誤った結果が導かれる可能性がある

菅：よし、話を戻して、新薬 Y と従来薬 X の全データで標準偏差（n − 1）を求めてみよう。外れ値を除外した新薬 Y（n = 296）、従来薬 X（n = 397）のデータを使うよ（p.23 に Excel データのダウンロード方法を記載）。

新人：はい。

菅：Excelを使ってカリカリ計算しても良いんだけど、まずは私の方でフリーソフトを使って計算すると、標準偏差（n－1）は次の通りになるよ。

表1-18　外れ値除外後の新薬Yと従来薬Xの低下体温の標準偏差

	新薬Y	従来薬X
n	296	397
平均値	2.15	1.49
偏差平方和	114.34	205.63
分散	0.3876	0.5192
標準偏差	0.6226	0.7206

菅：この結果から何が言えるかな？

新人：えーと、新薬Yの標準偏差は0.6226で、従来薬Xの0.7206を下回りました。9人で調べた標準偏差は、新薬Yの方が従来薬Xより大きく、新薬Yの方が解熱の効き目が患者によって異なるということで不安でしたが、全体データでは、新薬Yの方が解熱効果のばらつきが小さいという結果を得て安心しました。

菅：よかったね。調べた患者数が9人といった少ない人数だと誤った結果が導かれることもある、ということはしっかり覚えておいてください。

新人：はい。

菅：ちなみに、最初に教えた手計算でも、同じ値になるよ。さっきも教えたけど、④分散を算出する時は（n－1）にする。具体的には、新薬Yは

（296 − 1）で295にする。従来薬Yは（397 − 1）で396にする。

新人：わかりました。（カリカリカリ、カリカリカリ）。できました！

菅：おー、頑張ったね。

新人：当たり前ですが、フリーソフトでサクッと算出したものと、手計算の結果は同じですね。

菅：それはそうでしょ。ただ、今回学んだ標準偏差だけでは、収集データの結果が母集団にも当てはめられるかどうかを十分評価できない。どうしてかを含め、次に説明するよ。

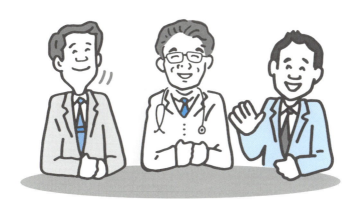

表 1-19　手計算による外れ値除外後データを用いた新薬Yと従来薬Xの低下体温の標準偏差

新薬 Y
（外れ値 4 つを除外した n = 296 のデータ）

患者 No	投与前体温	投与後体温	低下体温	①偏差	②偏差平方
Y_1	38.5	35.5	3.0	0.85	0.72
Y_2	37.6	34.7	2.9	0.75	0.56
Y_3	38.1	36.0	2.1	−0.05	0.00
Y_4	39.1	36.6	2.5	0.35	0.12
⋮	⋮	⋮	⋮	⋮	⋮
Y_297	38.1	36.1	2.0	−0.15	0.02
Y_298	38.0	35.8	2.2	0.05	0.00
Y_299	39.0	37.0	2.0	−0.15	0.02
Y_300	38.4	37.6	0.8	−1.35	1.82
平均値	38.35	36.20	2.15		

③偏差平方和　114.34
④分散　0.3876
⑤標準偏差　0.6226

従来薬 X
（外れ値 3 つを除外した n = 397 のデータ）

患者 No	投与前体温	投与後体温	低下体温	①偏差	②偏差平方
X_1	37.6	36.1	1.5	0.01	0.00
X_2	38.4	36.9	1.5	0.01	0.00
X_3	38.2	36.5	1.7	0.21	0.04
X_4	39.0	36.1	2.9	1.41	1.99
⋮	⋮	⋮	⋮	⋮	⋮
X_397	38.4	37.1	1.3	−0.19	0.04
X_398	38.2	37.4	0.8	−0.69	0.48
X_399	38.0	37.2	0.8	−0.69	0.48
X_400	37.8	36.5	1.3	−0.19	0.04
平均値	38.20	36.71	1.49		

③偏差平方和　205.63
④分散　0.5192
⑤標準偏差　0.7206

調査データの平均値、中央値だけで母集団の傾向は語れない

菅：では、ひとつ質問。新薬Yは今後多くの患者さんに処方される。296人という一部の対象者について調べた結果から、本当に多数の患者さんについても解熱効果があると言えるだろうか。

新人：・・・わかりません。

菅：これまでは調査結果について論じたものだよね。薬を投与したことによる解熱効果や、そのデータのばらつき具合とか。

新人：そう言われれば、100％解熱効果があるとは言えないような気がします。調査結果からは解熱効果があると解釈できても、母集団においては効果がないということもあるかもしれないような・・・。

菅：そうなんだ。だから、これから母集団における解熱効果をどのようにして調べるかを勉強するよ。統計学の言葉でいえば、「母集団について立てた仮説を検証する方法（仮説検定）を学ぶ」というんだ。言葉は覚えなくてもいいけど、その意味するところはしっかり理解しよう。

新人：はい。難しそうですが、頑張って理解します。

Point 13 母集団の傾向を語るための「信頼区間」「t 値」「p 値」

菅：仮説検定（「有意差検定」ともいう）とは、文字通り"仮説"を"検定"することなんだけど、たとえば、「新薬 Y を投与すると、体温平均値は投与前に比べ投与後は低くなり、解熱効果がある」という仮説が成立するかどうかを、統計手法を用いて確認するということだ。この確認を検定という。

新人：はい。

菅：ま、仮説の立て方もいろいろあるんだけど、今回の研修でしっかり理解してほしいのは、仮説の立て方よりも、仮説が成立しているかどうか、つまり母集団にも当てはめられるかどうかを判断する統計手法とその解釈についてだ。統計手法としては今回、①**信頼区間**　②**t 値（呼び方：ティーチ）**　③**p 値（同ピーチ）**——との各指標を用いて判断することになる。これら3つは製品説明資材などのグラフにほぼ確実に入ってくるよ。

新人：はい。

菅：まずはこれら3つが何なのかを簡単に説明するよ。

新人：お願いします。

菅：まず、信頼区間について。信頼区間には下限値と上限値がある。たとえば、母集団における、ある薬の解熱効果は1.80度（下限値）～2.80度（上限値）といった具合だ。今回の例で言えば、解熱薬の新薬 Y を投与したことによる低下体温平均値の母集団での取り得る範囲、ということになる。

新人：はい。

菅：信頼区間はまたの機会にもっと詳しく説明する（第2章で解説）けど、もうひとつ話させてほしい。低下体温平均値の信頼区間が－1度～2度だったとしよう。最も低い値が－1度とマイナスになっている。－1度となった場合、低下体温平均値は投与前体温平均値から投与後体温平均値を引いた値なので、投与前体温平均値が投与後体温平均値を下回り、解熱効果がなかったとなる。

新人：わかります。

菅：信頼区間で評価する際、下限値がゼロより大きいかどうかが重要になるんだ。ゼロより大きいというのは、母集団でも効果があることを意味する。

新人：はい。

菅：統計学の表現でいえば、信頼区間の下限値がゼロより大きい場合、母集団において「有意差がある」ともいうよ。これも製品説明資材などでよく出てくる表現だね。

新人：しっかり覚えておきます。

菅：次にt値とp値を説明する。両者とも統計学の長い歴史の中で見いだされた値で、t値やp値と統計学が定めた値（＝棄却限界値、有意点）を比較して、有意差検定を行うんだ。

新人：？？

菅：これは難しかったかな。絵に描いた方がわかりやすいから、ちょっと次の絵を見てみて。

走り高跳びを例にすると、飛んだ高さが t 値、バーの高さが棄却限界値。バーを越えればセーフ！越えなければアウト！
検定では、t 値が棄却限界値を上回れば差がある（効果がある、有意差あり）と判断する。

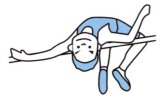

t 値

リンボーダンスを例にすると、かがんだ高さが p 値、バーの高さが有意点または有意水準（通常 0.05）。
バーをくぐればセーフ！くぐれなければアウト！
検定では、p 値が 0.05 以下であれば差がある（効果がある、有意差あり）と判断する。

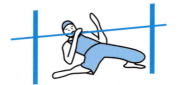

p 値

新人：t 値は走り高跳び、p 値はリンボーダンスですか！　絵のインパクトもあり、一発で覚えられそうです。

菅：それは良かった。

新人：これら 3 つは製品説明資材にほぼ出てくるということですし、もっといろいろ知りたいです。どのように使われるのか、理解しておくべきこと、覚えておくべきことはどのようなことでしょうか。

第1章 基礎の中の基礎！ 間違えたら信頼失う"統計知識"

菅：基礎の中の基礎という点では、とりあえずここまでの内容をしっかり理解してもらえればいいんだけどな。でも、意欲があっていいね。よし、もう少し詳しく説明したいんだけど、そのために知っておいてもらわないといけないことがあるんだ。

Point 14 「標準誤差」は母集団のことを知るバロメーター

新人：信頼区間などの勉強の前に、知っておかないといけないことって何でしょうか？

菅：大きく2つあるんだけど、そのひとつが、標準誤差というものだ。

新人：あれ？　先ほど勉強した標準偏差とは違うのですか？

菅：そうだ。標準偏差は何を指すものだったかな？

新人：データのばらつきの程度を示す値です。標準偏差が大きいと、外れ値があったり、解熱剤でいえば解熱の効き目が患者によって異なる傾向が大きいことを指します。

菅：そうだね。だから標準偏差は小さい方がいいよね。

新人：はい。

菅：n数の大小についての君の意見は？

新人：母集団のことを知るためには、可能な限りn数は大きい方がいいと思います。

菅：そうだよね。標準誤差は、標準偏差とn数を考慮して求められる数値で、母集団での傾向を知る上で重要な指標なんだ。母集団のことを知るバロメーターと言っても過言ではない。以下にその式を示すよ。

$$標準誤差 = \frac{標準偏差}{\sqrt{n}}$$

（注）標準誤差（standard error）と標準偏差とは類似しているので、混乱をさけるため、これより本文では標準誤差を「SE（標準誤差）」、あるいは「SE」と表します。

菅：この式を見て、標準偏差およびnがどのような場合にSE（標準誤差）が小さくなると思う？

新人：うーん、標準偏差が小さく、n数が大きいとき、でしょうか。

菅：そうだ。そして、知っておくべきことのもうひとつは、「対応のあるデータ」「対応のないデータ」というものだ。

新人：？？？

菅：難しく考えないで。順を追って説明するから。

基礎の中の基礎！ 間違えたら信頼失う"統計知識" 第1章

Point 15 比較する患者が同じ場合は「対応のあるデータ」、異なる場合は「対応のないデータ」と表現する

菅：これまでの研修で取り上げた、外れ値を除外した新薬Y（n = 9）と同様に従来薬X（n = 9）のデータがあったよね（表1-9）。そのデータをベースとした次の表をまず見てほしい。

表1-20　外れ値を除外した新薬Yと従来薬X 平均値による解熱効果の比較

新薬Y

患者名	投与前体温	投与後体温	低下体温
Y_81	38.6	36.4	2.2
Y_123	37.0	34.8	2.2
Y_141	38.4	37.9	0.5
Y_168	38.8	36.4	2.4
Y_171	37.7	36.6	1.1
Y_177	38.7	36.0	2.7
Y_261	37.4	35.8	1.6
Y_265	38.5	36.4	2.1
Y_292	39.6	36.4	3.2
平均値	38.3	36.3	2.0

従来薬X

患者名	投与前体温	投与後体温	低下体温
X_20	37.6	36.3	1.3
X_88	40.0	37.6	2.4
X_107	37.0	36.5	0.5
X_197	38.3	36.3	2.0
X_276	37.1	36.6	0.5
X_286	37.9	36.2	1.7
X_291	37.3	36.6	0.7
X_361	39.1	37.2	1.9
X_383	37.7	36.1	1.6
平均値	38.0	36.6	1.4

投与前後の比較／投与前後の比較／低下体温の比較

菅：新薬Yと従来薬Xはいずれも低下体温を算出し、その平均値を比較したわけだが、平均値の算出に適用したデータに大きな違いがあるんだ。わかるかい？

新人：いえ、わかりません。

菅：それは、新薬Yもしくは従来薬Xの「投与前後の比較」は同じ患者のデータ、新薬Yと従来薬Xによる「低下体温の比較」は異なる患者のデータを適用している、ということだよ。

新人：言われてみればそうですね。

菅：比較するデータの患者が同じ場合、これを「対応のあるデータ」という。比較するデータの患者が異なる場合、これを「対応のないデータ」というんだ（対応のあるデータ、対応のないデータは第2章で解説します）。それぞれで信頼区間などの計算方法が異なるんだけど、信頼区間などの意味するところは両者で変わらない。

新人：はい。

菅：君もしっかりとSE（標準誤差）や信頼区間、t値、p値の意味するところを勉強してみてほしい。これらを十分に理解すると先生方に対して納得感のある情報提供活動が行えると思うし、先生方からの信頼を得られるのも間違いないよ。

新人：先生方にきちんとした情報をお伝えしたいです。頑張ります。

菅：そうだね、しっかり勉強しよう。

第1章 基礎の中の基礎！ 間違えたら信頼失う"統計知識"

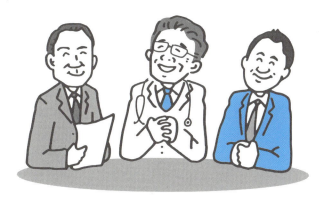

Questions and Answers

演習 問題 1

統計学や記述統計学とは何かを説明する文章として正しくないものはどれでしょうか。

1. 統計学は集団の特色や傾向を明らかにする方法である。
2. 統計学の対象は個人でなく集団である。
3. 記述統計学とは基本統計量を用いて、集団の特色や傾向を調べる方法である。
4. 通行人1人に現在の内閣を支持するかを質問した。この回答データに統計学を適用し、内閣支持について検討した。

演習 問題 2

次の文の（　　）の中に当てはまる言葉を書き入れてください。

- 集団の特徴や傾向を端的に表現するためにいろいろな代表値を求めることを、集団構造の記述といいます。これらの代表値の中で最も知られているのが（1.　　　）値です。（1.　　　）値とは、データの集団を、目盛りを記した一直線上に、それぞれのデータの大きさに応じて打点したとき、そこに得た分布の中心（重心）を表すものです。
- 平均値とは別に平均値では表現できない、ばらつきの程度を表現する分布の散布度があります。よく知られているものに（2.　　　）があります。

演習 問題 3

データ形態について説明する文章として正しくないものはどれでしょうか。

1. 統計学で取り扱うデータは、数量データとカテゴリーデータである。
2. 数量データとは、大小関係が比較できる数値で測定されたデータのことであり、単位が存在する。
3. カテゴリーデータとは、文字や数値コードで測定されたデータのことである。
4. 数量データに対し割合、カテゴリーデータに対し平均値を適用する。

演習 問題 4

平均値と中央値の使い分けを説明する文章として正しくないものはどれでしょうか。

1. 30代の独身者における貯金額を調べた。平均値は100万円、中央値は60万円である。この場合、中央値よりも平均値の方がデータ全体の雰囲気をあらわすものとして適している。
2. 平均値と中央値を両方計算し、平均値と中央値が一致すれば平均値を適用する。
3. 平均値と中央値が異なる場合、中央値を適用する。中央値は異常データに引っ張られない。
4. 平均値を適用したい場合、異常値を除外して計算した平均値を使う。

Questions and Answers

演習 問題 5

次のデータの平均値と標準偏差を求めてください。標準偏差は n − 1 で計算してください。

グループ \ No.	1	2	3	4	5
A グループ	0	0	0	0	0
B グループ	1	0	1	0	1
C グループ	1	1	1	1	1
D グループ	1	2	3	4	5
E グループ	10	20	30	40	50

(1) 平均値	(2) 標準偏差

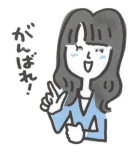

Questions and Answers

演習 問題 6

ある文房具製造会社は、シャープペンシルの芯の太さの平均は 0.5mm を維持し、標準偏差は 0.01mm 以下にすることを目標としています。ある日検査をしたところ、この目標に達していなかったので、工法の改善を行いました。改善後に抜き取り検査をして、10 本の芯の太さを調べました。

平均値、標準偏差を求め、改善後の結果は目標を達成しているかを答えてください。標準偏差は n − 1 で計算してください。

項目名	データ（単位：mm）								
芯の太さ	0.515	0.51	0.505	0.5	0.5	0.5	0.495	0.49	0.485

(1) 平均値【　　　　】mm

(2) 標準偏差【　　　　】mm

(3) 達成状況（達成している・達成していない）

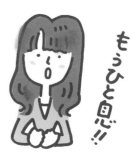

●問題1の解答

統計学や記述統計学とは何かを説明する文章として正しくないものはどれでしょうか。
1．統計学は集団の特色や傾向を明らかにする方法である。
2．統計学の対象は個人でなく集団である。
3．記述統計学とは基本統計量を用いて、集団の特色や傾向を調べる方法である。
④．通行人1人に現在の内閣を支持するかを質問した。この回答データに統計学を適用し、内閣支持について検討した。

【解説】統計学は、1つの「個体」に対してではなく、2つ以上集まった「集団」を対象とする。したがって、通行人1人のデータに統計学を適用するのは間違いである。

●問題2の解答

次の文の（　）の中に当てはまる言葉を書き入れてください。
- 集団の特徴や傾向を端的に表現するためにいろいろな代表値を求めることを、集団構造の記述といいます。これらの代表値の中で最も知られているのが（1．平均）値です。（1．平均）値とは、データの集団を、目盛りを記した一直線上に、それぞれのデータの大きさに応じて打点したとき、そこに得た分布の中心（重心）を表すものです。
- 平均値とは別に平均値では表現できない、ばらつきの程度を表現する分布の散布度があります。よく知られているものに（2．標準偏差）があります。

●問題3の解答

データ形態について説明する文章として正しくないものはどれでしょうか。

1. 統計学で取り扱うデータは、数量データとカテゴリーデータである。
2. 数量データとは、大小関係が比較できる数値で測定されたデータのことであり、単位が存在する。
3. カテゴリーデータとは、文字や数値コードで測定されたデータのことである。
4. **数量データに対し割合、カテゴリーデータに対し平均値を適用する。**

【解説】数量データに対し平均値や中央値、カテゴリーデータに対し割合（比率）を適用するのが正しい。

●問題4の解答

平均値と中央値の使い分けを説明する文章として正しくないものはどれでしょうか。

1. **30代の独身者における貯金額を調べた。平均値は100万円、中央値は60万円である。この場合、中央値よりも平均値の方がデータ全体の雰囲気をあらわすものとして適している。**
2. 平均値と中央値を両方計算し、平均値と中央値が一致すれば平均値を適用する。
3. 平均値と中央値が異なる場合、中央値を適用する。中央値は異常データに引っ張られない。
4. 平均値を適用したい場合、異常値を除外して計算した平均値を使う。

【解説】平均値と中央値が異なるので、異常データに引っ張られない中央値を適用するのが正しい。

◉問題5の解答

次のデータの平均値と標準偏差を求めてください。標準偏差はn－1で計算してください。

グループ＼No.	1	2	3	4	5
Aグループ	0	0	0	0	0
Bグループ	1	0	1	0	1
Cグループ	1	1	1	1	1
Dグループ	1	2	3	4	5
Eグループ	10	20	30	40	50

	(1) 平均値	(2) 標準偏差

	(1) 平均値	(2) 標準偏差
A	0.0	0.00
B	0.6	0.55
C	1.0	0.00
D	3.0	1.58
E	30.0	15.81

【解説】
- Aグループ、Cグループのようにデータが同じ場合、データのばらつきがないので、標準偏差は0となります。
- Eグループのデータは、Dグループの10倍です。このときEの標準偏差も、Dの10倍となります。

● 問題６の解答

ある文房具製造会社は、シャープペンシルの芯の太さの平均は0.5mmを維持し、標準偏差は0.01mm以下にすることを目標としています。ある日検査をしたところ、この目標に達していなかったので、工法の改善を行いました。改善後に抜き取り検査をして、10本の芯の太さを調べました。
平均値、標準偏差を求め、改善後の結果は目標を達成しているかを答えてください。標準偏差はn－1で計算してください。

項目名	データ（単位：mm）								
芯の太さ	0.515	0.51	0.505	0.5	0.5	0.5	0.495	0.49	0.485

(1) 平均値【　0.500　】mm
(2) 標準偏差【　0.009　】mm
(3) 達成状況　(達成している・達成していない)

【解説】平均値は0.500で目標の0.5mmに一致、標準偏差は0.009で目標の0.01mmを下回り、改善後の結果は目標を達成しているといえる。
抜き取り検査、アンケート調査など一部から全体を推察する場合、標準偏差の計算式は２つあるが、（n－1）で割る公式を用いる。

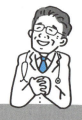

第2章

統計的推定・検定

医師からの質問と宿題

　中堅MRの志賀裕さんは降圧剤の情報活動も行っています。担当する循環器専門医が興味を持っていた内容に関する文献を面会時に持参しました。

■ CASE

　カルシウム拮抗薬（以下、CCB）と同等程度の降圧効果と報告されている製品Xと製品Yについて、心エコー検査による左室重量への影響をみる。

対象・方法：CCB単独投与により血圧が良好にコントロールされている軽症ないし中等症の本態性高血圧患者症例（製品X群 n＝50/製品Y群 n＝47）を対象とし、製品Xまたは製品Yに変更する直前、および変更8か月後に心エコー検査を施行した。

結果：軽症ないし中等症の高血圧患者に対する製品X投与では左室重量は有意に減少したが、製品Yでは有意な減少は認められなかった。

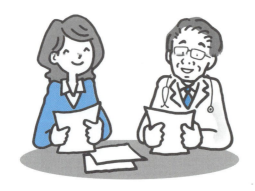

統計的推定・検定 第2章

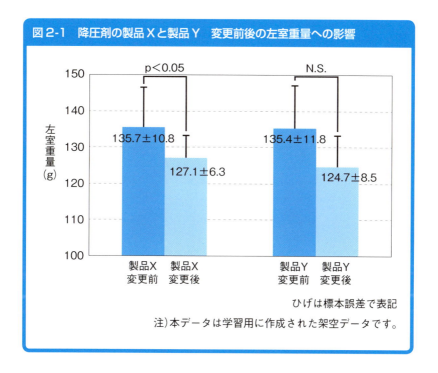

図2-1 降圧剤の製品Xと製品Y 変更前後の左室重量への影響

ひげは標本誤差で表記
注）本データは学習用に作成された架空データです。

　志賀さんは先生に、「製品Xの降圧効果はカルシウム拮抗薬と同等だったのですが、左室重量を有意に減少させています。しかし、製品Yでは、同じく降圧効果はカルシウム拮抗薬と同等だったのですが、左室重量への有意な減少は認められていないようです」と型通り説明した。先生も満足されただろうと安心しかけた矢先、突然、次のように問われました。

医師：でも志賀くん、製品Yの方が投与前後の左室重量の減少は大きいように見えるけどね？ なんで製品Xの方のみが有意な減少だと言えるのかな？

志賀：え〜と・・・（汗）

医師：それからね、このプラスマイナスの値とグラフはどうなっているのかな？

志賀：あ、あのう・・・、それはですね・・・（大汗）

　困った志賀さん。「きちんと調べ直してまた説明に伺います」と正直に話し、医師も納得してくれましたが、会社で上司や同僚に尋ねても要領を得た答えは返ってきません。そこで統計の勉強会に何度か参加していた志賀さんは、その時の講師であり、ビジネス・ブレークスルー大学大学院教授で統計学の専門家・菅民郎先生に教えを乞うことにしました。

　菅先生を訪ね、志賀さんは医師とのやり取りを説明。菅先生はこれを正確に説明するポイントとして①**平均値と標本誤差（±）**②**ひげ**　③「**対応のある**」と「**対応のない**」④**p値**——の４つを挙げてくれました。

「±」とは何だろう

菅：志賀さん、これ説明するのは大変だったろうね。じゃあ、まずこの左室重量の数字を見てみよう。±を挟んで左右に数字が並んでいる。いずれも左側の数字は各々の集団の左室重量の平均値。だったらなぜ±と右側の数字がある？

志賀：えーと、それは…。

菅：単純だよ。もともとカルシウム拮抗薬を服用し、製品Xに変更された患者さんは全部で何人？

志賀：正確には知りませんが、数十万人というオーダーですね。

菅：だったら今回の臨床データのように、その中のわずか50例のデータで患者さん全体の左室重量の平均を決めていいかな？

志賀：…。

菅：ただ、数十万人ものデータを集めることは難しいし、統計は大概1、2回程度の調査で全体の傾向を見なければならない。そこで統計学の考え方では、ある集団からランダムに何例かを取り出して平均値を出すという作業を何回か行っても、平均値はほぼこの範囲に収まるという幅を設定するわけだよ。

Point 3　データの信頼性はばらつきの大小で決まる

志賀：なるほど。つまり、このデータのカルシウム拮抗薬から製品Xに変更した患者の左室重量は127.1 ± 6.3g、つまり同様の患者で120.8〜133.4gの中に何回やっても平均が収まるということですね。

菅：「何回やっても」というのは正確ではないよ。一般に統計学の世界では100回やったら5回くらいはその範囲に収まらなくても信頼性は十分という決まりがある（＝95％信頼区間）。

志賀：ようやくわかってきました。『旅の恥はかき捨て』で伺いますが、±の後の6.3はどうやって決まるのですか？

菅：簡単に言うならば、50例のデータのばらつき（＝標準偏差）から決まるものだよ。この±の後の数字（＝標本誤差）が小さければ小さいほどデータのばらつきは少なく精度が高い。大きければ大きいほどばらつきは大きくなる。またn数との関係でいうと、この場合はn数が大きいほど数十万人という実態に近づくからばらつきは小さくなる。逆にn数が小さいとばらつきは大きくなる。

志賀：ということは、カルシウム拮抗薬から製品X変更後の127.1±6.3gと製品Y変更後の124.7±8.5gでは、製品X変更後の方がばらつきが少なく、データの精度も高いという解釈となりますでしょうか。

菅：そういうことだね。

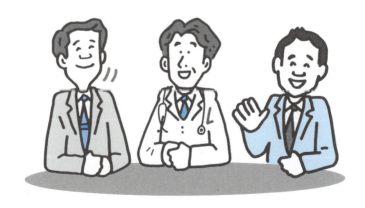

第2章 統計的推定・検定

Point 4 「ひげ」は○±△を図式化した以上の意味を持つ

菅：次に棒グラフを見てごらん。グラフの上部からT字型の棒が出ているよね。これは『ひげ』と言うんだけど、何だと思う？

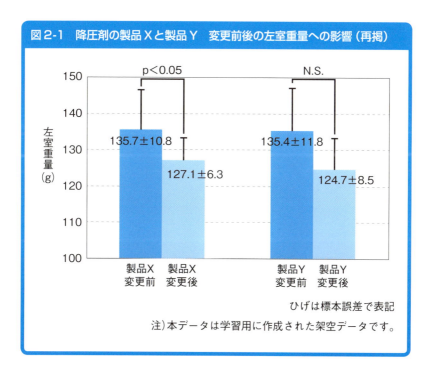

図2-1 降圧剤の製品Xと製品Y 変更前後の左室重量への影響（再掲）

ひげは標本誤差で表記
注）本データは学習用に作成された架空データです。

志賀：製品X変更後の127.1 ± 6.3gでいえば、6.3gの値がひげみたいですね。

菅：その通り。標本誤差6.3gをグラフの上に乗せて描いたときの線をひげという。また、この標本誤差の半分をSE（標準誤差）といい、SEをひげとする描き方もあるんだ。だから、できればひげを描いたときは、それが

標本誤差なのか、それともSEなのかを明確に示す方がいいね。今回のグラフは標本誤差を使っているね。

志賀：念のため確認しますが、ひげは平均値グラフの上だけでなく下にも描くと、推定される平均値の幅がわかりやすくなると思うのですが、どうして描いていないんですか？

菅：それは棒グラフの中に収まって見にくいからだよ。ただ、グラフによってはひげの下の部分も描いている場合もあるけどね。でもね志賀さん、このひげは単に○±△を図式化したという以上の意味を持つんだ。その点はまさに志賀さんが医師に説明したい内容に直結する。

志賀：？？？

菅：製品X変更後の左室重量の平均値の幅（＝信頼区間）は120.8〜133.4gだったね。製品Y変更後の左室重量の信頼区間はどうなる？

志賀：えーと、製品Y変更後は116.2〜133.2gとなります。

菅：これを図式化して並べてみよう。

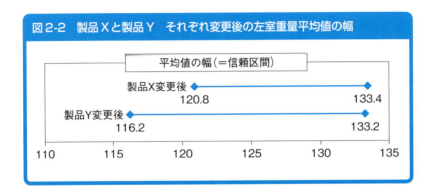

図2-2　製品Xと製品Y　それぞれ変更後の左室重量平均値の幅

菅：このグラフを見ると、平均値の幅（＝信頼区間）が一目瞭然でわかるね。そして、製品X変更後と製品Y変更後で平均値の幅が重なっているところがあるよね（120.8g～133.2g）。

志賀：はい。

菅：仮に、この平均値の幅が重なっていないと両者の母集団の平均値に『違いがある』と言えるけど、今回のように平均値の幅が重なっていると、両者の母集団の平均値に『違いがある、とは言えない』となる。

志賀：母集団の平均値に違いがある？？

菅：志賀さん、平均値に違いがあるとかないといった結論は50人前後の患者さんから導かれたデータだよね。ある医師から、『私のところに来ているカルシウム拮抗薬を服用している患者さんを同じように分析した場合も、このようなことが言えるの？』と聞かれたら、どう答えるかね？

志賀：う〜ん・・・

菅：このカルシウム拮抗薬を服用している全ての患者さんを母集団というんだが、「母集団の平均値に違いがある」というのは、カルシウム拮抗薬を服用している全ての患者さんを対象として分析しても、平均値に違いがあるということだよ。

志賀：この結論は100％正しいと言えるのですか。

菅：統計は神様でないよ。外れることもあるが、誤る確率は5％以下なんだ。

志賀：当たる確率は95％ですね。結構高い確度ですね。

菅：それが統計学だよ。志賀さんにはもっとよく理解してもらいたくなっちゃったな。少し難しくなるけど、標本誤差がどのようにして求められるか説明したいなあ。

志賀：む、むずかしくなる…（汗）

菅：SE（標準誤差）は、データのばらつきを表す「標準偏差」を$\sqrt{n}$で割った値なんだ。そしてSEの2倍が標本誤差になるんだよ。この計算式は忘れてしまっても良いけど、計算式の意味、すなわちひげは、データのばらつきを表す標準偏差と症例数nで決まることは忘れないでほしいな。

志賀：分子に標準偏差、分母にn数か。ということは、データのばらつき度合いが小さく、n数が大きいと、ひげは小さくなりますね。ひげが小さいということは、信頼区間の幅は狭くなり、精度が良いということですね。

菅：志賀さん、すごい。そこがポイント！ 難しいことをよくまとめてくれたね。

志賀：エヘヘ（うれしいつぶやき）。

菅：本当に理解しているかテストしてみよう。

志賀：えええー。

菅：たとえば左室重量の平均値がA製品は130g、B製品は140g、ひげの値がA製品は5g、B製品は4gとしよう。このとき母集団における平均値はA製品とB製品で違いがあると言える？

志賀：少し時間をください。

志賀さんは次のグラフを作成してみました。

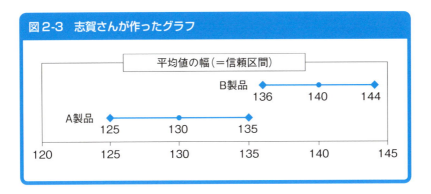

図2-3　志賀さんが作ったグラフ

志賀：A製品の平均値が最も高い場合は135g、B製品の平均値が最も低い場合は136g、これよりB製品は必ずA製品より高くなるので、A製品とB製品の母集団における平均値に違いがあると言えます！

菅：大正解。

志賀：ありがとうございます！

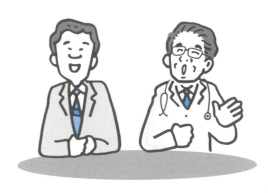

Point 5 「対応のある」「対応のない」で統計上の処理は異なる

菅：冒頭に話したけど、志賀さんが持ってきたグラフの意味を理解するために必要な事項として4つのことを挙げたよね。

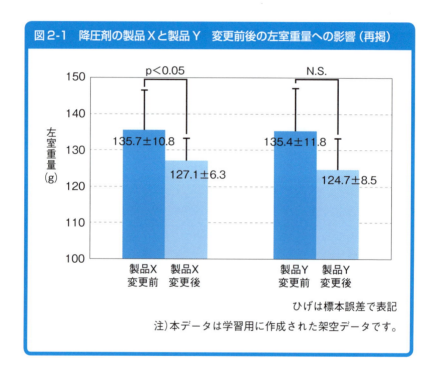

図2-1 降圧剤の製品Xと製品Y 変更前後の左室重量への影響（再掲）

ひげは標本誤差で表記
注）本データは学習用に作成された架空データです。

志賀：はい。

① 平均値と標本誤差（±）

② ひげ

③ 「対応のある」と「対応のない」

④ p値

の4つです。

菅：そうだね。すでに①と②は説明したね。残るのは③と④だ。まず③について説明しよう。

志賀：お願いします。

菅：「対応のある」というのは、今回のケースでいえば、患者50例での製品X変更前後、もしくは患者47例での製品Y変更前後の比較のことだよ。要は、同じ人についての比較のことだね。

志賀：では、「対応のない」というのは何でしょう？

菅：「対応のない」というのは、今回のケースでは、製品X変更後と製品Y変更後のデータを比較することだよ。異なる患者群について比較することだね。

志賀：なるほど。

菅：そして、「対応のある」データと「対応のない」データでは、確認しなければならないことや、気にしておかなければならないポイントが違うんだ。統計上の処理が違う、というんだけどね。

志賀：むむむ、先生！ 具体的には？

菅：おっ！ 興味津々で結構、結構。まず、「対応のない」データから説明しようか。母集団を覚えているかな？

志賀：今回のケースでいえば、カルシウム拮抗薬を服用している全ての患者さんのことです。

菅：そうだね。この「対応のない」データの場合では、それぞれの集団の平均値に着目して、母集団を論じることになる。今回のケースでいえば、製品X投与後と製品Y投与後の平均値の違いを調べて、母集団の平均値の違いを評価するんだ。

志賀：あれ…。製品X投与後と製品Y投与後の平均値の違いって、それぞれの平均値の幅（＝信頼区間）を算出して比較したような…。

菅：おっ、気付いたかな。実は、志賀さんは前回、「対応のない」データの場合を学んでいたんだよ。その計算方法も含めてね。

志賀：はい。そして、製品X投与後と製品Y投与後の平均値の幅（＝信頼区間）が重なっていて、両者の母集団に違いがあるとは言えない、と教わりました。

菅：まさにその通りだ。しかし、「対応のある」データの場合は、その集団の平均値に着目するのは間違いなんだ。今回のケースでいえば、製品X（もしくは製品Y）の投与前の平均値と、投与後の平均値、となるね。これはよく勘違いされる部分なので、しっかり理解してもらいたいな。

志賀：はい。

「対応のある」データでは、"個々の症例"の薬剤投与前後の変化に着目する

菅：まず、次の表を見てほしい。これは製品Xの投与前後の左室重量の変化のデータだよ。

表2-1 製品X投与前後の左室重量の変化（単位：g）

患者No	変更前	変更後	差データ
1	184.9	149.0	35.9
2	103.3	93.9	9.4
3	112.4	107.4	5.0
4	135.7	127.4	8.3
5	212.0	166.4	45.6
:	:	:	:
48	171.8	141.3	30.5
49	117.1	141.5	－24.4
50	94.1	119.0	－24.9
		平均値	8.6
		標準偏差	24.5

菅：「対応のある」データでは、「差データ」の平均値の幅（＝信頼区間）に着目するんだ。

志賀：？？？

菅：製品Xで説明しよう。患者No.1について、製品Xに変更前の左室重量は184.9g、変更後は149.0gで、その差は35.9gだね。患者No.2は同様に103.3g、93.9gでその差は9.4g。これを「差データ」というよ。で、この「差データ」の50例分の平均値を計算すると、(35.9 ＋ 9.4 ＋ 5.0 ＋ …… ＋ 30.5 ＋ (－24.4) ＋ (－24.9)) ÷ 50 ＝ 8.6gになる。

志賀：はい。

菅：次に、この「差データ」の平均値の幅（＝信頼区間）を計算してみよう。平均値の幅（＝信頼区間）の計算方法を覚えなくてもいいとさっき言っちゃったけど、志賀さん、やっぱり覚えてない？

志賀：えっ？！、ちょっと見直させてください…。平均値の幅（＝信頼区間）は、平均±標本誤差です。

菅：そうだね。

志賀：そして標本誤差はSE（標準誤差）の2倍。SEは、データのばらつきを表す標準偏差を$\sqrt{n}$で割った値、とあります…（当たっているか、ちょっと心配）。

菅：その通り。ちなみに標準偏差は手計算すると大変（手計算の方法は第1章参照）なので、フリーソフトやExcel関数などで算出すると、24.5gになる。志賀さん、頑張って「差データ」の平均値の幅（＝信頼区間）を計算してみて。

志賀：えっと、SE（標準誤差）は$24.5 \div \sqrt{50} = 3.46$。標本誤差は$2 \times 3.46 = 6.92$。ということは「差データ」の平均値の幅（＝信頼区間）は8.6 ± 6.9になるので、1.7〜15.5gになります。

菅：大正解。実は、「対応のある」データの場合、この「差データ」の平均値の幅（＝信頼区間）がマイナスの値からプラスの値の間にあるのかどうか、この例題のようにプラスの値からプラスの値の間にあるか、すなわち平均値の幅（＝信頼区間）の間にゼロを挟むかどうかが、重要なんだ。

第2章 統計的推定・検定

志賀：？？？

菅：製品X投与前後の「差データ」の平均値の幅は1.7〜15.5gでゼロを挟まない。ということは、別の症例でも「差データ」の平均値はこの幅の範囲内となり、左室重量の減少が認められることになる。すなわち、母集団の投与前後の平均値に違いがある、と言える。

志賀：ふむふむ。

菅：一方で、「差データ」の平均値の幅にゼロを挟んでいる場合は、別の症例を調べたら「差データ」の平均値がプラスになることも、マイナスになることも、ゼロになることもある。ということは、製品X投与前後で左室重量の減少が認められたり、認められなかったり、変わらなかったりするということであり、投与前後で平均値に違いがあるかわからないということになる。すなわち、「母集団の平均値に違いがある、とは言えない」と判断する。

志賀：なるほど。

菅：わかったかな？　じゃ、製品Y投与前後の差データを計算して、母集団との関係を説明してみて。

志賀：ええっ！？

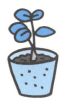

表2-2 製品Y投与前後の左室重量の変化（単位：g）

患者No	変更前	変更後	差データ
1	69.0	59.0	10.0
2	114.8	154.8	－40.0
3	152.3	132.3	20.0
4	130.6	115.6	15.0
5	145.0	130.0	15.0
:	:	:	:
45	180.4	135.4	45.0
46	106.5	126.5	－20.0
47	203.5	138.5	65.0
		平均値	10.6
		標準偏差	36.5

志賀：（カリカリカリ）標本誤差は10.65なので、小数第二位を四捨五入して10.7。ということは、「差データ」の平均値の幅（＝信頼区間）は10.6±10.7で、－0.1～21.3gになる。ゼロを挟むので、母集団の平均値に違いがあるとは言えない、ということです。

菅：大正解！！

志賀：感動です！　計算してみると面白いし、理解が深まりました。

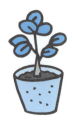

第2章 統計的推定・検定

母集団の平均値の違いを測るツール、それがp値

菅：実は、母集団の平均値に違いがある、もしくは違いがあるとは言えない、というのは「p値」というものを用いてもわかるよ。というよりは、最近はp値で違いを表現することが主流だね。p値は標準偏差などと同様に手計算すると手間がかかるけど、今はフリーソフトやExcel関数で瞬時に出力できるよ。

志賀：ええー、せっかく平均値の幅（＝信頼区間）や、母集団の平均値に違いがあるかどうかを勉強したのに、無駄だったんですか？

菅：少しも無駄じゃないよ。母集団の平均値の違いを調べる方法を「統計学的検定」というけど、p値はこの考え方に基づいて算出される。志賀さんはこれまでに統計学的検定の基本的な考え方を勉強していたんだよ。だから、p値もスッと理解できるんじゃないかな。

志賀：ほ、本当ですか。

菅：統計学的検定でよく用いられる検定方法のひとつに「検定統計量t値」というのがある。さっき、p値は瞬時に出力できるといったけど、その前提にこのt値が必要になるんだ。

志賀：？？？

菅：まずt値を簡単に説明するよ。t値は陸上の走り高跳びにたとえることができる。選手が飛んだ高さがt値、バーの高さが棄却限界値と思ってね。バーを越えればセーフ、越えなければアウト。ということで、t値が

棄却限界値を上回ればセーフで、母集団の平均値に違いがある、と判断するよ。

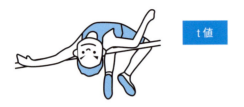

志賀：棄却限界値？

菅：統計学の長い知見から、t値の棄却限界値として「2」という値を用いるんだ。算出されたt値が2より高ければ、母集団の平均値に違いがある、ということ。t値が2を下回れば、母集団の平均値に違いあるとは言えない、ということになる。

志賀：へえー。t値の計算は難しいんですか。

菅：t値は「対応のある」データ（今回のケースでは製品X変更前後のデータや、製品Y変更前後のデータ）と、「対応のない」データ（今回のケースでは製品X変更後と製品Y変更後のデータ）で求め方が異なるよ。
「対応のある」データでは、
　　t値＝「差データ」の平均値÷SE（標準誤差）
となる。

志賀：SE（標準誤差）は、標準偏差を$\sqrt{n}$で割った値でしたね。

菅：そう。では製品Xのt値を求めてごらん。

（表2-1の通り、製品X変更前後の左室重量の差データの平均値は8.6g、

標準偏差は24.5g、症例数は50例です）

志賀：えっと、t値は $8.6 \div (24.5 \div \sqrt{50})$ なので、2.48 です。

菅：正解。棄却限界値との関係は？

志賀：t値2.48は有意点2より高いので、製品X投与前後で母集団の平均値に違いがある、と言える、ということでしょうか。

菅：その通り。製品Yのケースではどうだい？

（**表2-2**の通り、製品Y変更前後の左室重量の差データの平均値は10.6g、標準偏差は36.5g、症例数は47例です）

志賀：（カリカリカリ）t値は1.99なので、棄却限界値2より小さいです。ですので、製品Y投与前後で母集団の平均値に違いがあるとは言えない、と言えます！

菅：まさに、そういうことだよ。

志賀：先生、t値がわかってうれしいのですが、p値との関係の解説もそろそろお願いします。

菅：関心事はp値だよね。さっきも話した通り、t値は走り高跳びにたとえられるけど、p値はよくリンボーダンスにたとえられるよ。体をかがめてバーをくぐるやつね。かがんだ高さがp値で、バーの高さが有意点になるんだけど、バーの高さは通常0.05と決められている。ということで、リンボーダンスのダンサー（＝求められたp値）がバー（＝有意点0.05）をくぐればセーフで、母集団の平均値に違いがある、と判断するよ。

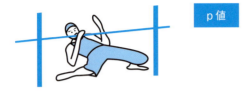

志賀：ふむふむ。

菅：で、t値からp値を求めるわけだけど、計算式が複雑なため手計算ではできないんだ。最近ではExcel関数などを使うね。ちなみにExcel関数では以下の数式で求められるけど、もちろん覚えなくても良いからね。

Excel関数
Excelのシートの任意のセルに下記を入力する。
＝TDIST（t値，n－1，2）　　2は固定です。

志賀：はい。

菅：ここからはしっかりと理解してもらいたいんだけど、t値とp値の関係性として、t値が大きくなるほどp値はゼロに、t値がゼロに近くなるほどp値は1に近づく。そしてt値が2の時に、p値は0.05になるよ。t値が2より大きい、もしくはp値が0.05より小さければ、母集団の平均値に違いがある、となる。これは「有意な差がある」と同義だよ。また、図版では「$p < 0.05$」と表現する。このことは志賀さんにはよく知っていてもらいたいな。

志賀：はい。

菅：ちなみに、p値が0.02の場合、$p = 0.02 < 0.05$、あるいは$p < 0.05$

と表記する。この表記で「有意差がある」がひと目でわかるね。p値が0.4の場合は、p＝0.4＞0.05、あるいはp＞0.05と表記する。この表記で「有意差があるとは言えない」がひと目でわかる。

志賀：「p＜0.05」はよく見ます。「p値は0.05のバーをくぐるリンボーダンス」と覚えたいと思います！

菅：おっ！　良い覚え方だね。ちなみに、製品X変更前後のデータから算出したt値は2.48だったね。このt値からp値を求めると0.016になるよ。p値0.016は0.05より小さいので、母集団の平均値に違いがある、と言えるわけだ。

志賀：先生、さらにもうひとつ知りたくなってきました。p値の0.05や0.016というのは、どういう意味なのでしょう？

菅：勉強熱心で感心だ。p値が0.016ということは、母集団の平均値に違いがあるという結論がもしかしたら0.016、すなわち1.6％の確率で誤りになるということだよ。

志賀：ということは、p値が0.05だと5％の確率で誤りになるということですね。ん？　言い換えれば当たる確率は95％…、前回教えていただいた統計学の当たる確率95％と同じ数字ですね。

菅：まさにその通り！　pは「Probability」（＝確率）の頭文字なんだ。そうそう、ちなみに製品Y投与前後のデータから算出したt値は1.99だったね。このp値は0.052なので、わずかではあるけど母集団の平均値に違いがあるとは言えない、と判断するよ。

志賀：先生、よくわかりました！　でも、もうひとつ疑問が出てきました。

製品X投与後と製品Y投与後の比較は「対応のない」データですが、t値の求め方は難しいのでしょうか。

菅：対応のないデータといっても手順は対応のあるデータと同じで、SE（標準誤差）を求めた上で、信頼区間、t値を公式に沿って求め、t値からp値を求めるという流れだよ。だけど、今回は計算式をマスターすることが目的ではないので、詳細な説明は今回はやめておこう。ただ、製品X投与後と製品Y投与後のデータを基にt値を求めると0.45、p値は0.65になるよ。

志賀：p値が0.65ということは、母集団の平均値に違いがあるという結論が誤る確率が65％ということですね。

菅：そう。誤る確率がすごく大きいね。

志賀：なるほど、よく理解できました。本当にありがとうございました。

Point 8　志賀さんからドクターへの回答

　この知識を持って、後日、例の担当医師を訪ねた志賀さん。医師からの「製品Yの方が、投与前後の左室重量の減少が大きいように見えるけどね。なんで製品Xの方のみが有意な減少だと言えるのかな？」との宿題に対して・・・

志賀：先生からご質問をいただきました製品Yの方が投与前後で左室重量が大きく変化しているのに、製品Xの変化の方が有意な差があるとい

統計的推定・検定 第2章

う点についてご説明させていただきます。

　たしかに製品Xの投与前後、製品Yの投与前後の左室重量の減少について、平均値のみを見ますと、製品Yの減少が大きいといえます。しかし、製品Xの50例、製品Yの47例それぞれの症例データごとの左室重量の減少状況に着目しますと、製品Yの方がデータのばらつきが大きいようです。

　統計学上の処理を行いますと、製品X投与前後のp値は0.016、製品Y投与前後のp値は0.052でした。p値は平均値だけでなく、n数やデータのばらつきも考慮して算出されます。
　今回の臨床データでは、n数は両群間に大きな差がないことから、このp値の差はデータのばらつきに起因すると考えられます。

　また、p値は一般的に0.05以下であれば「有意差あり」、上回れば「有意差なし」と判断しますので、製品Y投与群はわずかではありますが、統計学上では『有意差なし』となります。

　気になりましたので、統計をご専門とする方に算出してもらったところ、製品X投与後と製品Y投与後の左室重量同士の比較ではp値が0.65とのことでした。つまりこの結果のみでは製品Xと製品Yの優劣は語れないということになります。

　と説明。そしてプラスマイナスの値とグラフの見方も丁寧にお話しし、医師からは「おお、よくわかったよ。志賀くん、ありがとう。頼りになるなあ」とのお言葉。ニンマリした志賀さんでした。

■ もうワンステップ1

今回は入門編ということで、t値の棄却限界値を「2」、標本誤差はSE（標準誤差）の2倍としました。しかしながら、t値の棄却限界値はn数によって変わります。具体的には、下記の表2-3を参照ください。

表2-3　n数とt値の棄却限界値との関係

n	定数	n	定数
10	2.26	100	1.98
20	2.09	200	1.97
30	2.05	300	1.97
40	2.02	400	1.97
50	2.01	500	1.96
60	2.00	1000	1.96
70	1.99	5000	1.96
80	1.99	10000	1.96
90	1.99	50000	1.96

n数によってt値は1.96〜2.26で変動します。Excelなどの統計ソフトではこの表の定数を使って計算されますが、手計算の場合はn数が100以上であれば1.96を採用します。

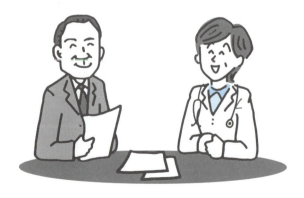

■ もうワンステップ2

「対応のないデータ」からp値を求める公式・流れは次の通り。

第2章の例では、

$$SE(標準誤差) = \sqrt{\frac{製品Xの標準偏差の2乗}{n_1} + \frac{製品Yの標準偏差の2乗}{n_2}}$$

n_1＝製品Xのn数
n_2＝製品Yのn数
標準偏差：手計算やExcel関数などで算出

信頼区間は、
下限値＝（製品Xの左室重量の変化の平均値（＝「差データ」の平均）－製品Yの左室重量の変化の平均値（同））－1.98×SE（標準誤差）
上限値＝（製品Xの左室重量の変化の平均値（＝「差データ」の平均）－製品Yの左室重量の変化の平均値（同））＋1.98×SE（標準誤差）

なお、「差データ」がマイナスの場合はプラスにする。また、定数の1.98はn数によって変動し、n数が100以上だと1.98より小さくなる。第2章の例では、n数は$n_1 + n_2 = 97$となり、定数は1.98（**表2-3参照**）となる。

t値＝（製品Xの左室重量の変化の平均値－製品Yの左室重量の変化の平均値）÷SE（標準誤差）

p値をExcel関数で求めるには、Excelのシートの任意のセルに下記を入力する。
＝TDIST（t値，$n_1 - 1 + n_2 - 1$，2）

Questions and Answers

演習 問題 1

次の文章の空いている部分に該当する用語を選択肢から探し、その番号を解答欄に記入してください。

記述統計学は、調べたい集団に属する全ての個体のデータを収集し、これらのデータを解析することにより、集団全体の特徴や傾向を明らかにする方法である。

推測統計学は、調べたい集団に属する【 A 】の個体のデータを収集し、これらのデータを解析することにより、集団全体の特徴や傾向を明らかにする方法である。調べたい集団のことを、【 B 】という。集団に属する一部の個体のデータを【 C 】という。

＜選択肢＞ 1．標本　2．全て　3．母集団　4．一部

演習 問題 2

推計の仕方について正しくない文章はどれでしょうか。

アンケート調査を行い、不整脈の自覚のある人の割合は30％±2％であると推計した。

1. 不整脈の自覚のある人の割合は、28％から32％の間にあると言える。
2. ひげは32％である。
3. 信頼区間は28％～32％である。
4. 標本誤差は2％である。

演習 問題3

医師を対象とするアンケート調査で、200人の医師にA薬剤の処方患者人数を調べました。アンケートの結果は、平均値35人、標準偏差38人でした。A薬剤の平均処方患者人数の信頼区間を求めてください。信頼度95%とした時、どの信頼区間が適切でしょうか。信頼区間は次の公式を適用し答えてください。

1. 35人±2人　33人〜37人
2. 35人±5人　30人〜40人
3. 35人±7人　28人〜42人
4. 35人±10人　25人〜45人

≪ヒント≫信頼区間の公式　平均値±2×標準偏差÷$\sqrt{n}$

演習 問題4

「妊娠中に喫煙した母親から生まれた赤ちゃんの出生体重」と「妊娠前から非喫煙の母親から生まれた赤ちゃんの出生体重」の違いがあるか、についてアンケート調査を行いました。信頼区間の結果は次のようになりました。

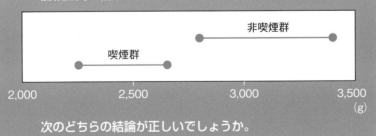

次のどちらの結論が正しいでしょうか。

1. 喫煙群と非喫煙群の出生体重は違いがあると言えない。
2. 喫煙群と非喫煙群の出生体重は違いがあると言える。

演習 問題 5

MR数 50 人のある製薬会社の営業所でゴルフが趣味かを聞いたところ、結果は次のようになりました。

年齢	MR数	割合
40歳以上	25	80%
40歳未満	25	78%

結論はどれが正しいと言えるでしょうか。

1. 信頼区間を求めなくても、このくらいの差であれば、40歳未満と40歳以上のゴルフ趣味率に差があると言えない。
2. MR数が少ないので、信頼区間を求めなければ、差があるかどうかはわからない。
3. 信頼区間を求めたところ、40歳以上の方が40歳未満より割合が高いと言える。
4. ある製薬会社の営業所のMR全員を調べたので信頼区間は不要である。40歳未満と40歳以上の差は2%なので、この製薬会社の営業所のMRは40歳以上の方がゴルフ趣味率が高いと言える。

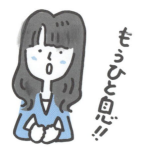

演習 問題6

ある薬剤を投与して30分後に体温を測定したとき、投与前と投与後の体温に差があるかどうかを調べました。81人をランダムに選び、下記の表のデータを得ましたが、投与前と投与後で体温に差があると言えるでしょうか。

下記の（a）、（b）の数値を求めてください。（c）は「言える」「言えない」のいずれかの文字で埋めてください。

■標本調査の基本統計量

症例数 $n = 81$

［投与前と投与後の体温の］差の平均値 = 0.44

［投与前と投与後の体温の］差の標準偏差 = 0.595

SE（標準誤差）= 差の標準偏差 ÷ $\sqrt{n}$ = 0.595 ÷ $\sqrt{81}$ =（ a.　　　）

検定統計量 t = 差の平均値 ÷ SE（標準誤差）=（ b.　　　）

Excelの関数を用いて、tに対応するp値を求めると、p値 = 0.000

p値が0.05より小さいので、投与前と投与後の体温では母集団の平均値に差があると（ c.　　　）

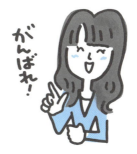

Questions and Answers

演習 問題 7

肺がんの患者 30 人と非患者 60 人の喫煙状況を調査したところ、タバコを 1 日 50 本以上吸う重喫煙者が、患者に 12 人、非患者に 9 人いました。肺がんの患者の割合は重喫煙者かそうでないかで違いがあると言えるでしょうか。

■調査結果

検定公式より検定統計量 t 値を求めると、t 値 = 2.64、
Excel 関数で t 値に対応する p 値を求めると、p 値 = 0.0041

≪ヒント≫ p 値より、肺がんの患者の割合は重喫煙者かそうでないかで違いがあると言えるか否かを判断してください。

解答欄（　　　　　　　　　　　　）

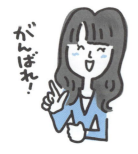

演習 問題 8

「妊娠中に喫煙した母親から生まれた児 380 人の出生体重」と「妊娠前から非喫煙の母親から生まれた児 400 人の出生体重」を調べました。

公式を用い検定統計量 t を求めると、t 値＝ 2.99
Excel 関数を用いて t 値に対応する p 値を求めると、
p 値＝ 0.003
p 値より、喫煙詳と非喫煙群とでは平均出生体重に違いがあるか否かを解答してください。

解答欄（　　　　　　　　　　　　）

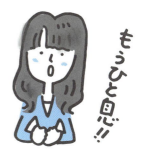

Questions and Answers

◉問題1の解答

次の文章の空いている部分に該当する用語を選択肢から探し、その番号を解答欄に記入してください。

記述統計学は、調べたい集団に属する全ての個体のデータを収集し、これらのデータを解析することにより、集団全体の特徴や傾向を明らかにする方法である。

推測統計学は、調べたい集団に属する【 A 　4 　】の個体のデータを収集し、これらのデータを解析することにより、集団全体の特徴や傾向を明らかにする方法である。調べたい集団のことを、【 B 　3 　】という。

集団に属する一部の個体のデータを【 C 　1 　】という。

＜選択肢＞1．標本　2．全て　3．母集団　4．一部

【解説】推測統計学でよく出てくる用語はよく調べておきましょう。とくに推計したい集団を母集団、集団の一部を対象とする調査を標本調査、標本調査における対象を標本（またはサンプル）、対象個数をサンプルサイズと言います。

◉問題2の解答

推計の仕方について正しくない文章はどれでしょうか。

アンケート調査を行い、不整脈の自覚のある人の割合は30％±2％であると推計した。

1．不整脈の自覚のある人の割合は、28％から32％の間にあるといえる。
2．ひげは32％である。
3．信頼区間は28％～32％である。
4．標本誤差は2％である。

　　【解説】ひげは2％である。

◉問題3の解答

医師を対象とするアンケート調査で、200人の医師にA薬剤の処方患者人数を調べました。アンケートの結果は、平均値35人、標準偏差38人でした。A薬剤の平均処方患者人数の信頼区間を求めてください。信頼度95％とした時、どの信頼区間が適切でしょうか。信頼区間は次の公式を適用し答えてください。

1. 35人±2人　33人～37人
2. 35人±5人　30人～40人
3. 35人±7人　28人～42人
4. 35人±10人　25人～45人

≪ヒント≫信頼区間の公式　平均±2×標準偏差÷$\sqrt{n}$

【解説】標本誤差は、$2 \times 38/\sqrt{200} = 5$人。このため、35人±5人の「2」が正しい。

◉問題4の解答

「妊娠中に喫煙した母親から生まれた赤ちゃんの出生体重」と「妊娠前から非喫煙の母親から生まれた赤ちゃんの出生体重」の違いがあるか、についてアンケート調査を行いました。信頼区間の結果は次のようになりました。

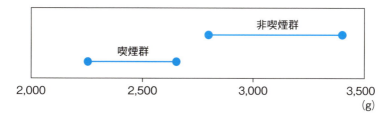

次のどちらの結論が正しいでしょうか。

1. 喫煙群と非喫煙群の出生体重は違いがあると言えない。
②. 喫煙群と非喫煙群の出生体重は違いがあると言える。

【解説】喫煙群と非喫煙群の信頼区間が重なっていないため、違いがあると言える。

◉問題5の解答

MR数50人のある製薬会社の営業所でゴルフが趣味かを聞いたところ、結果は次のようになりました。

年齢	MR数	割合
40歳以上	25	80%
40歳未満	25	78%

結論はどれが正しいと言えるでしょうか。

1. 信頼区間を求めなくても、このくらいの差であれば、40歳未満と40歳以上のゴルフ趣味率に差があると言えない。
2. MR数が少ないので、信頼区間を求めなければ、差があるかどうかはわからない。
3. 信頼区間を求めたところ、40歳以上の方が40歳未満より割合が高いと言える。
④. ある製薬会社の営業所のMR全員を調べたので信頼区間は不要である。40歳未満と40歳以上の差は2%なので、この製薬会社の営業所のMRは40歳以上の方がゴルフ趣味率が高いと言える。

【解説】解析の対象が、「この製薬会社の営業所のMR50人」か、この製薬会社にとどまらず「製薬会社全体のMR」かが重要となります。この問題は、「この製薬会社の営業所のMR50人」を調べる、すなわち母集団を全て調査対象とする全数調査のため、4.が正解となります。

●問題6の解答

ある薬剤を投与して30分後に体温を測定したとき、投与前と投与後の体温に差があるかどうかを調べました。81人をランダムに選び、下記の表のデータを得ましたが、投与前と投与後で体温に差があると言えるでしょうか。

下記の（a）、（b）の数値を求めてください。（c）は「言える」「言えない」のいずれかの文字で埋めてください。

■標本調査の基本統計量

症例数 $n = 81$

［投与前と投与後の体温の］差の平均値 $= 0.44$

［投与前と投与後の体温の］差の標準偏差 $= 0.595$

SE（標準誤差）＝差の標準偏差÷$\sqrt{n}$＝$0.595 \div \sqrt{81}$＝（　a. **0.07**　）

検定統計量 t＝差の平均値÷SE（標準誤差）＝（　b. **6.66**　）

Excelの関数を用いて、tに対応するp値を求めると、p値＝0.000

p値が0.05より小さいので、投与前と投与後の体温では母集団の平均に差があると（　c. **言える**　）

【解説】この問題は、「対応のある」データのケースです。

aのSE（標準誤差）は、差の標準偏差÷$\sqrt{n}$で求めますので、$0.595 \div \sqrt{81} = 0.07$となります。

bの検定統計量tは、差の平均値÷SE（標準誤差）で求めますので、$0.44 \div (0.595 \div \sqrt{81}) = 6.66$となります。

cについて、演習問題にある通り、$t = 6.66$に対応するp値は0.000となります。これは$p = 0.05$より小さい値ですので、投与前と投与後の体温では母集団の平均に差があると言えます。

◉問題7の解答

肺がんの患者30人と非患者60人の喫煙状況を調査したところ、タバコを1日50本以上吸う重喫煙者が、患者に12人、非患者に9人いました。肺がんの患者の割合は重喫煙者かそうでないかで違いがあると言えるでしょうか。

■調査結果
検定公式より検定統計量t値を求めると、t値＝2.64、
Excel関数でt値に対応するp値を求めると、p値＝0.0041

≪ヒント≫p値より、肺がんの患者の割合は重喫煙者かそうでないかで違いがあると言えるか否かを判断してください。

解答欄（　違いがあると言える。　）

【解説】p＝0.041はp＝0.05より小さい値ですので、肺がん患者の割合は、重喫煙者かそうでないかで違いがあると言えます。

◉問題8の解答

「妊娠中に喫煙した母親から生まれた児380人の出生体重」と「妊娠前から非喫煙の母親から生まれた児400人の出生体重」を調べました。

公式を用い検定統計量tを求めると、t値＝2.99
Excel関数を用いてt値に対応するp値を求めると、p値＝0.003
p値より、喫煙詳と非喫煙群とでは平均出生体重に違いがあるか否かを解答してください。

解答欄（　　　違いがあると言える。　　　）

【解説】p＝0.003はp＝0.05より小さい値ですので、喫煙詳と非喫煙群とでは平均出生体重に違いがあると言えます。

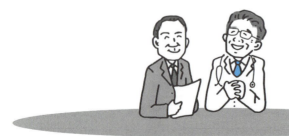

第3章

リスク比とオッズ比

医師からの質問と宿題

　訪問先の循環器専門医の信頼を得ているMRの志賀裕さん。いつも通り情報提供・収集活動をしていたら、とあるデータについて質問を受けました。

医師：志賀くん、いつもわかりやすく情報提供してくれているのでとても助かっているよ。ありがとう。ところで、すごくいいタイミングで来てくれたね。ちょっとこのデータについて、相談にのってくれないかな・・・。

志賀：えっ、あっ、はい（どきどき）。

■CASE
　喫煙者と非喫煙者を比較したとき、不整脈と診断された患者において差があるかをみる。

対象・方法：循環器専門医が診察している患者450人を対象に、喫煙の有無と不整脈の有無を確認した。

表3-1　循環器専門医がまとめた患者450人の調査データ

	不整脈有無 ある	不整脈有無 ない	横計	割合
喫煙	48人	143人	191人	25.1%
非喫煙	39人	220人	259人	15.1%
縦計	87人	363人	450人	19.3%

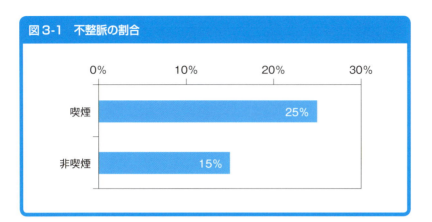

図3-1 不整脈の割合

医師：タバコを吸っている患者さんには、循環器疾患の予防という観点からも、禁煙するよう指導しているのだけど、まだまだタバコをやめることができない患者さんもいてね。ボクももう1回、喫煙が及ぼす疾患への影響について再度勉強しようと思って、患者さんのカルテと問診からこんな数表をつくってみたんだよ。

志賀：うわぁー先生、こんなに多くの患者さんのデータをですか！　毎日の診療だけでもお忙しいのに、大変でしたでしょうね。

医師：いやいや、そんなことはないよ。何よりも病気になってからじゃ遅いからね。少しでも患者さんが良くなってくれればと思っているんだよ。

志賀：先生、すごいなぁ（感心）。

医師：けっこう頑張って集めて整理したんだよ。今までもこのようなデータはみていたし、簡単にわかったつもりでいたのだけど、よくよく見てみると、ごちゃごちゃになってしまったんだよ。志賀くん、ぜひ整理して教えてもらえないかな。

志賀：え〜と、どこでしょうか？

医師：このような数表と横棒グラフをつくってみたのだけど、ここから、喫煙と不整脈の有無とのリスク比やオッズ比とか、有意差の出し方がよくわからなくなってしまって・・・。恥ずかしい話なんだけど、それぞれどういうことなのか、わかりやすく教えてもらえないかな？

　最近、疫学試験などでもよく目にすることのあるリスク比とオッズ比。いつもながらもっとデータについて勉強しなければ、と思った志賀さん。「先生、きちんと調べて、あらためてご説明に伺います」と話したところ、医師も「また、わかりやすく、お願いね！」と期待を寄せてくれました。そこで志賀さんは、先日来教えを求めているビジネス・ブレークスルー大学大学院教授で統計学の専門家・菅民郎先生を訪ねました。

　志賀さんは菅先生に、循環器専門医からの宿題を説明。菅先生はニコニコ笑いながら、話を聴いてくれました。そしてリスク比とオッズ比、有意差の出し方などについて、いつものようにとてもわかりやすくアドバイスしてくれたのでした。

 ## データを並び替えて傾向をみよう

志賀：菅先生、いつも大変お世話になっております。またいろいろお教えいだきたいことがあってお邪魔させていただいたのですが・・・。

菅：志賀さんはいつも仕事熱心だねぇ。どれどれ。

リスク比とオッズ比 第3章

志賀：（表3-1、図3-1を見せながら）このデータからリスク比とオッズ比、有意差の出し方について教えていただきたいのです。

菅：なるほど、よしじゃあ、最初に簡単な例で説明しよう。

志賀："簡単"という言葉大好きです。

菅：いつものように難しく考えないで、「簡単で！」でいこう！　次の表は、10人の患者について、「不整脈があるかないか」「喫煙しているか、していないか」を調べたものとしよう。データは、「喫煙」を1、「非喫煙」を0、不整脈が「ある」を1、「ない」を0としているよ。志賀さん、この表から、不整脈について喫煙者と非喫煙者を比較したとき、両者に差があるかどうかを明らかにできるかな。

表3-2　10人の喫煙有無、不整脈有無を調べたデータ

患者No	喫煙有無	不整脈有無
1	0	0
2	1	1
3	0	1
4	0	0
5	1	0
6	0	0
7	0	0
8	1	0
9	1	1
10	1	1
	1　喫　煙	1　ある
	0　非喫煙	0　ない

志賀：この表をながめていても傾向がわからないので、まずはデータを並べ替えてみるといいんじゃないでしょうか？

菅：ほう、どんなふうに並べ替えるのかな。

志賀：喫煙有無別、不整脈有無別に並べ替えてみます。

表3-3　並び替えた10人の喫煙有無、不整脈有無を調べたデータ

患者No	喫煙有無	不整脈有無
2	1	1
9	1	1
10	1	1
5	1	0
8	1	0
3	0	1
1	0	0
4	0	0
6	0	0
7	0	0
	1　喫煙	1　ある
	0　非喫煙	0　ない

菅：志賀さん、いいねー。だけどこの表から何がわかるのかな。

志賀：喫煙者が5人いて、そのうち3人は不整脈がある人です。非喫煙者は5人いて、そのうち1人は不整脈がある人です。

菅：ということは？

志賀：えーと・・・。

菅：喫煙者の有無別に、不整脈のある人の割合を計算してみたらどうなる？

志賀：はい、喫煙者における不整脈のある人の割合は3/5で60％です。非喫煙者における不整脈のある人の割合は1/5で20％です。ですので、不整脈のある人の割合は、喫煙者が60％、非喫煙者が20％で、喫煙者の方が40％高いです。このため、「喫煙者と非喫煙者を比較したとき、不整脈において差があるといえる」と思います。

菅：志賀さん、いいねー。ここまでは合格だよ。ただ、「差がある」かどうかは、有意差検定をする必要があるんだけど、それはこれからの話だ。

志賀：有意差検定・・・、p値ですね（第1章、第2章参照）。

菅：それもあるけど、今回はリスク比とオッズ比ということだったね。

志賀：あっ、そうでした！

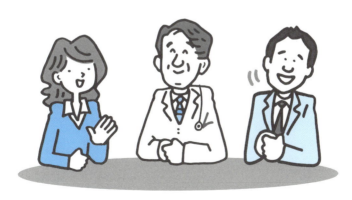

Point 3　分割表は左側に原因（喫煙等）、上側に結果（不整脈等）を書く！

菅：では、志賀さんが集計した結果を表にしてみてくれるかな。

志賀：はい。（シコシコ表にしてみる）これでよいでしょうか。

表3-4　分割表

	不整脈有無		横計	割合
	ある	ない		
喫煙	3	2	5	60%
非喫煙	1	4	5	20%

菅：OK。この表のことを分割表（contingency table）というんだ。

志賀：この表は、表の行（左側）に喫煙有無、列（上側）に不整脈有無としたのですが、次の表のように行と列を入れ替えて、表の行（左側）に不整脈有無、列（上側）に喫煙有無にした方がいいですか？

表3-5　行と列を入れ替えた分割表

		喫煙	非喫煙
不整脈有無	ある	3	1
	ない	2	4
	縦計	5	5
	割合	60%	20%

菅：それはだめなんだ。

志賀：えっ、そうなんですか？！

菅：因果関係を考える場合、原因と結果があるよね。原因と結果の関係を調べるために分割表を作る場合、行（左側）に原因、列（上側）に結果の項目を置くのがルールなんだ。そして、「ある」を横計で割り、割合を求めるんだ。

志賀：へー、偶然に正しい表（表3-4）を作ってしまいました（笑）。

 リスク比とは何だろう

菅：そしてしっかり理解してほしいのは、この表3-4の「ある」を横計で割って得られた「割合」のことをリスク（Risk）と言うんだ。

表3-4　分割表（再掲）

	不整脈有無		横計	割合
	ある	ない		
喫煙	3	2	5	60%
非喫煙	1	4	5	20%

志賀：リスクといえば、「危険」や「恐れ」という意味ですよね・・・。

菅：そうだね。

志賀：えーと、つまり、今回のケースでの"リスク"は、不整脈になる"危険"や"恐れ"が喫煙によってどの程度あるのかがわかる、ということでしょうか。

菅：志賀さんはすごいなー、そうだよ。では、リスクの差はどうなる？

志賀：えーと、60％－20％で40％です。

菅：そうだね。これは「リスクは喫煙者が非喫煙者を40％上回っている」というよ。

志賀：わかりました。
菅：じゃあ次に、喫煙者のリスクを非喫煙者のリスクで割ってみてくれるかな。

志賀：60％÷20％だから、3です。

菅：そう、その値がリスク比（Risk Ratio）なんだ。

志賀：リスク比って、こんなに簡単に求められるんですか。

菅：そうだよ。だから大事なのは求め方ではなく、解釈の仕方なんだよ。

志賀：はい。

菅：リスク比3から次のことがいえるんだ。「喫煙者が不整脈となるリスク（割合）は非喫煙者に比べ3倍である」。

志賀：なるほど、喫煙が不整脈につながる危険率は、リスク比で一目瞭然ですね！

オッズ比の典型的な間違った解釈とは

菅：よし、続いてオッズ比を勉強してみよう。

志賀：よろしくお願いします。

菅：オッズは競馬とかギャンブルでよく使われるから、勝負事の例で話をしようかな。そのための材料としたいんだけど、志賀さんの持っているスマホにあるアプリゲームを何でもいいから、5回やってみてくれるかな。

志賀：遊んでしまっていいんですか。

菅：遊びながら勉強できるんだから、いいんじゃないか、でも1ゲーム1分とかからないのにしようか。志賀さんの後に、私もやってみよう。そしてどちらが強いかを確かめないか。

以下の表が2人の成績を示した表です。

表3-6 アプリゲームでの成績表

	アプリ／ゲーム		ゲーム数
	勝数	負数	
志賀さん	3	2	5
菅先生	1	4	5

志賀：先生、偶然にも前回教えていただいた喫煙有無と不整脈有無との関係と同じ結果になりましたね。

菅：よし、オッズの説明をする前にリスク比のおさらいをもう一度しておこう。

志賀さん、この表についてリスク比を求めて、リスク比から何が言えるかを考えてみてくれるかな。

志賀：はい（カリカリカリ）。できました。

表3-7　アプリゲームでの成績表の勝率とリスク比

	アプリ／ゲーム		ゲーム数	勝率		
	勝数	負数				
志賀さん	3	2	5	60%	リスク比	3
菅先生	1	4	5	20%		

志賀：私の勝率は60％です。菅先生の勝率は20％です。勝率の比、すなわちリスク比は、60％÷20％で3となる。リスク比から、私の勝率は菅先生に比べ3倍である。勝率をゲームの強さと考えると、私のゲームの強さは菅先生より3倍だと言えます。

菅：よくできました。志賀さん勝負強いね。それでは、この成績表を用いてオッズ比について説明しようか。

志賀：お願いします。

菅：志賀さんの勝数を私の勝数で割った値をオッズ（Odds）というんだ。そして、志賀さんの負数を私の負数で割った値もオッズというんだ。

志賀：ええっ、ちょっと待ってください。どっちもオッズっていうんですか。

第3章 リスク比とオッズ比

菅：あせらない、あせらない、もうちょっと続きの説明を聞いて。勝数に着目すると、志賀さんの勝数（3勝）は私（1勝）に比べ3倍、すなわち、勝数オッズは3である。負数に着目すると、志賀さんの負数（2敗）は私（4敗）に比べ半分、すなわち、負数オッズは0.5である。

志賀：はい。ここまではわかります。

菅：そして、勝数オッズと負数オッズの比をオッズ比（Odds Ratio）という。

志賀：なるほど、勝数オッズと負数オッズっていうんですね。ということは、オッズ比は3÷0.5より、6ですね。

菅：そのとおり。

志賀：オッズ比から、私の勝率が菅先生に比べ6倍、私のゲームの強さは菅先生より6倍だということですね！

菅：ブー。絶対だめだ。大間違い！　ここが、多くの人が陥るオッズ比の典型的な間違った解釈なんだよ。勝率（強さ）の比較はリスク比でしかできないんだ。

志賀：えぇーーー、では、オッズ比から何がわかるんですか。

菅：オッズ比の値が大きいとか小さいといったことがわかるだけなんだよ。オッズ比はリスク比に比べ理解しにくく、だから使い方に注意が必要なんだ。

志賀：そうなんですか。

菅：ここで、今までのことが理解できたかをテストしてみよう。

志賀：ヒェー、そんなぁ（汗）。

オッズ比でわかるのは影響要因かどうか、ということ

菅：では、喫煙有無と不整脈有無の簡単な事例の分割表（表3-4）があったよね。これについてリスク比とオッズ比を求めて、解釈してくれるかな。

表3-4　分割表（再掲）

	不整脈有無		横計	割合
	ある	ない		
喫煙	3	2	5	60%
非喫煙	1	4	5	20%

志賀：はい。（カリカリカリ。そして以下の表にまとめました）

表3-8　10人の喫煙状況と不整脈のリスク比とオッズ比

	不整脈有無		横計	割合(リスク)		
	ある	ない				
喫煙	3	2	5	60%	リスク比	3
非喫煙	1	4	5	20%	オッズ比	6
割合(オッズ)	3.0	0.5				

第3章 リスク比とオッズ比

志賀：喫煙者の不整脈のリスクが60％、非喫煙者の不整脈のリスクは20％ですので、リスク比は60％÷20％から3です。ですので、喫煙者が不整脈となるリスクは非喫煙者に比べ3倍であると言えます。

菅：そうだね。

志賀：オッズ比はえーと、不整脈があるケースのオッズは、喫煙者が3、非喫煙者が1のため、3÷1からオッズは3。不整脈がないケースのオッズは、喫煙者が2、非喫煙者が4のため、2÷4からオッズは0.5。これより、オッズ比は3÷0.5で6となりました。オッズ比の値は6と大きいですが、喫煙者が不整脈となるリスクは非喫煙者に比べ6倍だと言ってはいけない、ということでしょうか。

菅：大変よくできました。オッズ比でわかることは影響要因かどうかということなんだ。今回のケースでは、「オッズ比が6と大きいので、喫煙有無は不整脈の影響要因と言えそう」との解釈となるね。

志賀：うーん、先生、オッズ比はリスク比と比べるとあまり使い道がないように思うんですけど・・・。でも臨床研究の論文では、オッズ比はよく使われています。

菅：理解しにくいオッズ比がなぜ、臨床研究で使われているのだろうか、ということだね。それはそれなりに、オッズ比の活用法があるからだよ。たとえば病気の要因が複数考えられる場合、とかね。

Point 7 オッズ比の活用方法

菅：よし、それではまた例を挙げながら説明しようかな。不整脈になる要因はいろいろあると思うけど、ここでは喫煙有無、飲酒有無、性別、年代を取り上げ、どの要因が不整脈の有無に影響を及ぼしているかを仮に調べることにしよう。次の表はそれぞれの要因についての分割表、リスク比、オッズ比を示したものだ。

表3-9 多数ある影響要因の比較　その1

	不整脈有無 ある	不整脈有無 ない	横計	割合（リスク）		
喫煙	12	3	15	80.0%	リスク比	2.67
非喫煙	3	7	10	30.0%	オッズ比	9.33
割合（オッズ）	4.00	0.43				

	不整脈有無 ある	不整脈有無 ない	横計	割合（リスク）		
飲酒	10	5	15	66.7%	リスク比	1.67
非飲酒	4	6	10	40.0%	オッズ比	3.00
割合（オッズ）	2.50	0.83				

	不整脈有無 ある	不整脈有無 ない	横計	割合（リスク）		
男性	8	7	15	53.3%	リスク比	1.07
女性	5	5	10	50.0%	オッズ比	1.14
割合（オッズ）	1.60	1.40				

	不整脈有無 ある	不整脈有無 ない	横計	割合（リスク）		
60代	8	1	9	88.9%	リスク比	1.33
50代	2	1	3	66.7%	オッズ比	4.00
割合（オッズ）	4.00	1.00				

菅：まず、リスク（割合）の差を求めてくれるかな。

志賀：喫煙有無は80％－30％より50％、飲酒有無は26.7％、性別は3.3％、年代は22.2％です。

菅：差が大きい要因ほど、不整脈の影響要因と言えるよ。

志賀：はい。

菅：リスク比の順位はどうなっている？　値が高い順から見てみようか。

志賀：喫煙有無が2.67で1位、飲酒有無が1.67で2位、年代が1.33で3位、性別が1.07で4位です。

菅：じゃあ、オッズ比の順位は？

志賀：喫煙有無は9.33、年代は4.00、飲酒有無は3.00、性別は1.14で、リスク比の順位とオッズ比の順位は一致していません。

菅：リスク比の値が大きければオッズ比の値も大きくなるという傾向はあるけど、大小関係の順位は必ずしも一致しないんだ。

志賀：リスク比、オッズ比どちらを使えばよいのですか。

菅：不整脈に影響を及ぼす要因の順位をつける場合、オッズ比の順位の適用は好ましくない。ただし、リスク比、オッズ比どちらも値が大きいほど不整脈の影響要因といえるので、順位付けが必要でない場合、リスク比、オッズ比どちらを用いても構わないんだ。私はリスク比が使いやすいので、リスク比で解析することが多い。でも、臨床研究をする人はオッズ比

を用いる人の方が多いように思われるね。影響要因であるかがわかれば目的を達成できるからだと思うよ。オッズ比を使う場合は有意差検定を併用することが必須になるんだ。それじゃ、このあたりで一度、志賀さん、今までのことをまとめてみてくれるかな。復習だ。

志賀：はい。リスク比とオッズ比の順位は必ずしも一致しません。影響要因であるかを把握する目的であればリスク比、オッズ比のどちらを使っても解決できます。リスクの倍率を比較したい場合は、リスク比を適用します。また、表3-9の一番上の表の喫煙有無と不整脈有無の関係性について、オッズ比で解析した場合、オッズ比の値から「喫煙者が不整脈となるリスクは非喫煙者に比べ9.33倍である」と言ってはいけません。

菅：一言でまとめたら、どうなる？

志賀：オッズ比の活用は、影響要因であるかを把握するだけで、複数の影響要因の寄与順位やリスクの倍率把握には適用できない。

菅：ベリーグッドだ。

志賀：おぉーー！　オッズ比もゲットしました。

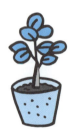

第3章 リスク比とオッズ比

Point 8 理解しづらい「逆相関」を理解しやすくする方法

菅：ここで少しだけ補足したい。表3-10の分割表のリスク比、オッズ比を見てくれるかな。表3-9の表との違いがわかるかな？

表3-10　多数ある影響要因の比較　その2

	不整脈有無		横計	割合（リスク）
	ある	ない		
喫煙	3	7	10	30.0%
非喫煙	12	3	15	80.0%
割合（オッズ）	0.25	2.33		

リスク比	0.38
オッズ比	0.11

	不整脈有無		横計	割合（リスク）
	ある	ない		
飲酒	4	6	10	40.0%
非飲酒	10	5	15	66.7%
割合（オッズ）	0.40	1.20		

リスク比	0.60
オッズ比	0.33

	不整脈有無		横計	割合（リスク）
	ある	ない		
男性	5	5	10	50.0%
女性	8	7	15	53.3%
割合（オッズ）	0.63	0.71		

リスク比	0.94
オッズ比	0.88

115

表3-9 多数ある影響要因の比較 その1（再掲）

	不整脈有無 ある	不整脈有無 ない	横計	割合（リスク）
喫煙	12	3	15	80.0%
非喫煙	3	7	10	30.0%
割合（オッズ）	4.00	0.43		

リスク比 2.67
オッズ比 9.33

	不整脈有無 ある	不整脈有無 ない	横計	割合（リスク）
飲酒	10	5	15	66.7%
非飲酒	4	6	10	40.0%
割合（オッズ）	2.50	0.83		

リスク比 1.67
オッズ比 3.00

	不整脈有無 ある	不整脈有無 ない	横計	割合（リスク）
男性	8	7	15	53.3%
女性	5	5	10	50.0%
割合（オッズ）	1.60	1.40		

リスク比 1.07
オッズ比 1.14

志賀：うーん、喫煙と非喫煙のデータを入れ替えていますね。飲酒と非飲酒、男性と女性も同様です。

菅：表3-10の一番上の分割表について、解釈してくれるかな。

志賀：リスク（割合）は、喫煙者の方が非喫煙者に比べて小さくなっています。喫煙者が不整脈になるリスクは30％、非喫煙者のリスクは80％なので、喫煙者の方が50％リスクが低いです。リスク比が0.38（30％÷80％で算出）ということから、喫煙者が不整脈となるリスクは非喫煙者に

比べ0.38倍です。

菅：喫煙と不整脈の関連性を見ると、表3-9は「喫煙あり→不整脈あり」、「喫煙なし→不整脈なし」ということで「喫煙者は非喫煙者に比べて不整脈になりやすい」との通常考えられる関連だけど、表3-10は「喫煙あり→不整脈なし」、「喫煙なし→不整脈あり」との「喫煙者は非喫煙者に比べて不整脈になりにくい」という通常あり得ない関連となっているんだ。

志賀：そうですね。

菅：前者(表3-9)の関連を正の相関、後者(表3-10)を逆相関ともいうよ。

志賀：ん？　先生、面白い法則を発見しました。

菅：ほおー、それは何かね。

志賀：リスク比、オッズ比どちらも、正の相関の場合は1より大きく、逆相関の場合は1より小さくなっています。

菅：素晴らしい、よい発見をしたね。

志賀：ありがとうございます。

菅：ここまでのところをまとめてみると、リスク比、オッズ比ともに値が1より大きくなるほど、喫煙者は非喫煙者に比べ不整脈になる傾向が高まると言える。このような関連性を正の相関関係があるという。リスク比、オッズ比とも値が1より小さくなるほど、喫煙者は非喫煙者に比べ不整脈にならないという傾向が高まると言える。このような関連性を逆相関という。

志賀：ということは、表3-9の場合は、リスク比は2.67＞1で正の相関、すなわち、喫煙する人ほど不整脈になりやすい。表3-10の場合は、リスク比は0.38＜1で逆相関、すなわち、喫煙する人ほど不整脈になりにくい、ということです。

菅：バッチリだ。

志賀：理解できましたけど、リスク比が0.38倍というのが何か気になるというか、わかりにくいです。

菅：因果関係としてはあり得ない表3-10の一番上の表の喫煙と非喫煙の位置を入れ替えた表を作り、リスク比を計算してくれるかな。

志賀：（カリカリカリ）計算しました。

表3-11 喫煙と非喫煙を入れ替えた表

	不整脈有無		横計	割合 （リスク）		
	ある	ない				
非喫煙	12	3	15	80%	リスク比	2.67
喫煙	3	7	10	30%	オッズ比	9.33
割合 （オッズ）	4.00	0.43				

菅：リスク比は1を上回ったね。リスク比を解釈するとどうなるかな。

志賀：非喫煙者は喫煙者に比べ2.67倍、不整脈になると言えます。

菅：表3-10の解釈、つまり「喫煙者は非喫煙者に比べ0.38倍、不整脈に

なる」と同じことだが、表3-11の表現の方がわかりやすいよね。リスク比が1を下回った場合、このような対応をおすすめするよ。

志賀：なるほど、勉強になります。

コホート研究とケースコントロール研究を知る

志賀：ところで先ほど先生が「オッズ比がなぜ、臨床研究で使われるのか。それは、それなりにオッズ比に活用法があるからだ」とおっしゃっていました。気になるし、まさに教えていただきたいことなのですが・・・。

菅：そうだった、そうだった。では説明するよ。まず、臨床研究にはコホート研究とケースコントロール研究があるんだけど、知っているかな。

志賀：えーと、名前はよく目にします。

菅：コホート研究とケースコントロール研究は、後者の研究で集めたデータを解析する場合、リスク比は不可、オッズ比は可だといわれている。

志賀：・・・（汗）

菅：ちょっと難しい顔しているね。じゃあ、このことを説明する前に、臨床研究の代表的研究である、「コホート研究」と「ケースコントロール研究」とは何かを説明しておこう。

志賀：ぜひお願いします。

菅：臨床研究は「前向きか、後ろ向きか」で分けることができ、コホート研究は前向きの研究、ケースコントロール研究は後ろ向きの研究とされている。「前向き」「後ろ向き」の違いは、未来へ向かって調べるか、過去へ向かって調べるかの違いだね。

志賀：はい。

菅：よく理解してほしいので、今から具体例で説明しよう。

■コホート研究の例

喫煙有無と不整脈有無の関連性を調べたいとする。

不整脈がない人をランダムに400人抽出し、今までに喫煙をしたことがあるかどうかを調査した。その後の2年間において、喫煙有無別に不整脈が発生したかを追跡調査した。

調査開始時点では不整脈は発生しておらず、それから2年後（未来）で不整脈の発生を調べている。このような研究をコホート研究という。この研究は2年後の未来へ向かって調べる研究であり、「前向き」の研究である。

■ケースコントロール研究の例

喫煙有無と不整脈有無の関連性を調べたいとする。

不整脈があると診断された200人とランダムに選んだ健康成人200人について、過去の喫煙有無を調査した。既に不整脈があると診断された人と健康成人がいて、その時点から過去にさかのぼって喫煙をしていたかどうかを調べている。このような研究をケースコントロール研究という。この研究は過去へ向かって調べる研究であり、「後ろ向き」の研究である。

志賀：よくわかります。

リスク比とオッズ比 第3章

菅：さっき、「コホート研究とケースコントロール研究は、後者の研究で集めたデータを解析する場合、リスク比は不可、オッズ比は可だといわれている」と話したよね。

志賀：はい。

菅：因果関係には原因と結果がある。喫煙有無が原因変数で不整脈が結果変数だ。コホート研究は未来の結果変数（不整脈有無）を調べる研究、ケースコントロール研究は過去の原因変数（喫煙有無）を調べる研究だよ。では、とあるデータを例に解説しよう。頑張って、ついてきて。

ケースコントロール研究でオッズ比が使われる

菅：次のデータはケースコントロール研究で集めたデータだよ。

表3-12　ケースコントロール研究で集めたデータの分割表

	不整脈有無 ある	不整脈有無 ない	横計	割合（リスク）		
喫煙	94	74	168	56%	リスク比	1.2
非喫煙	106	126	232	46%	オッズ比	1.5
調査数	200	200	400			
割合（オッズ）	0.89	0.59				

菅：喫煙者の不整脈になるリスクは56％だね。この数値から、一般的に喫煙する人の不整脈となるリスクは5割を超えていると言ってよいだろうか。

121

志賀：えーっと、ダメだと思います。

菅：なぜ？

志賀：この事例はケースコントロール研究で集めたデータです。不整脈があると診断された200人とランダムに選んだ健康成人200人について、過去の喫煙有無を調査したものです。したがって、全人数による不整脈のリスク（割合）は200/400の50％で、調査対象者のサンプリング（抽出）に依存してしまいます。サンプリングに依存してしまうリスクを用いてリスク比を計算するのは間違っていると思います。

菅：そのとおり。ただ、リスク比の値を順位で検討するだけであれば、リスク比を使用してもかまわない。この制限のもとにリスク比を使うぐらいなら、最初からオッズ比を使えばよいということになる。このような理由から、ケースコントロール研究の場合はオッズ比を用いるんだ。

志賀：なるほど。

Point 11 ロジスティック回帰分析とは何だろう

菅：ケースコントロール研究ではオッズ比を用いることはわかったと思うけど、志賀さんにはもうひとつ、知っておいてもらいたいな。

志賀：ぜひ、よろしくお願いします。

菅：ロジスティック回帰分析って聞いたことある？

第3章 リスク比とオッズ比

志賀：えっ？！、ロジスティック回帰・・・。

菅：わからない用語だからといって難しく考えない、考えない。今からきちんと説明するからね。

志賀：よろしくお願いします。

菅：まず、次の表を見てみて。結果に対していくつかの原因が考えられる場合、それぞれの原因が結果にどの程度影響を及ぼしていると思う？

表3-13 ロジスティック回帰説明のためのデータ

No.	不整脈有無	喫煙有無	飲酒有無	ギャンブル嗜好	No.	不整脈有無	喫煙有無	飲酒有無	ギャンブル嗜好
1	1	1	1	1	13	0	0	0	1
2	1	1	1	1	14	0	0	0	0
3	1	1	1	1	15	0	0	0	0
4	1	1	0	1	16	0	0	0	0
5	1	1	0	1	17	0	0	0	0
6	1	1	0	0	18	0	0	0	0
7	1	0	1	0	19	0	0	0	0
8	1	0	0	0	20	0	0	0	0
9	0	1	0	1					
10	0	1	0	0	1	有り	有り	有り	好き
11	0	0	1	0	0	無し	無し	無し	嫌い
12	0	0	1	0					

志賀：ひと目見ただけでは、わからないです。

菅：志賀さん、結果は「不整脈の有無」だよね。原因は喫煙、飲酒、ギャンブル嗜好の3つと想定してるね。これまでの勉強を思い出して、ちょっと面倒だけど、このデータの分割表、オッズ比、リスク比を求めてくれるかな。

志賀：はい。（カリカリカリ、カリカリカリ）

表3-14　分割表、リスク比、オッズ比

	不整脈有無		横計	割合（リスク）
	ある	ない		
喫煙	6	2	8	75.0%
非喫煙	2	10	12	16.7%
割合（オッズ）	3.00	0.20		

リスク比	4.50
オッズ比	15.00

	不整脈有無		横計	割合（リスク）
	ある	ない		
飲酒	4	2	6	66.7%
非飲酒	4	10	14	28.6%
割合（オッズ）	1.00	0.20		

リスク比	2.33
オッズ比	5.00

	不整脈有無		横計	割合（リスク）
	ある	ない		
ギャンブル好き	5	2	7	71.4%
ギャンブル嫌い	3	10	13	23.1%
割合（オッズ）	1.67	0.20		

リスク比	3.10
オッズ比	8.33

菅：志賀さん、頑張ったね。

志賀：えへへ。

菅：結果を解釈するとどうなるかな。

志賀：不整脈に影響度の最も強いのは喫煙有無、次にギャンブル嗜好です。

飲酒有無は3番目でした。ギャンブル嗜好の方が飲酒有無より影響度が高いのは、何かへんな気がします。

菅：この結果が事実かどうかは、次のことを調べればわかるよ。

志賀：何を調べればよいですか。

菅：喫煙有無、ギャンブルの有無、飲酒の有無のそれぞれの原因の関係を見てみるんだ。

志賀：？？？

菅：不整脈という結果に対する原因がいくつか考えられる、ということだね。これは「不整脈を説明する変数がいくつかある」ということだ。原因同士の関係性を調べてみようか。これは「原因要因（影響要因）相互の分割表」というんだけど、この分割表を作成し、リスク比を求めるよ。

志賀：・・・はい。

菅：飲酒有無と喫煙有無、ギャンブル嗜好と喫煙有無、ギャンブル嗜好と飲酒有無——のそれぞれで原因要因相互の分割表を作ってみて。

志賀：（カリカリカリ）この結果でよいでしょうか・・・。

表3-15　原因要因相互の分割表

	喫煙	非喫煙	横計	割合（リスク）
飲酒	3	3	6	50.0%
非飲酒	5	9	14	35.7%
割合（オッズ）	0.60	0.33		

リスク比	1.40
オッズ比	1.80

	喫煙	非喫煙	横計	割合（リスク）
ギャンブル好き	6	1	7	85.7%
ギャンブル嫌い	2	11	13	15.4%
割合（オッズ）	3.00	0.09		

リスク比	5.57
オッズ比	33.00

	飲酒	非飲酒	横計	割合（リスク）
ギャンブル好き	3	4	7	42.9%
ギャンブル嫌い	3	10	13	23.1%
割合（オッズ）	1.00	0.40		

リスク比	1.86
オッズ比	2.50

志賀：なるほど、飲酒と喫煙、ギャンブルと喫煙、ギャンブルと飲酒のそれぞれの関係性や影響度合いを見ているんですね。

菅：そうだよ。この結果を見て、どんなことが言えるかな。

志賀：ギャンブル好きは7人中6人が喫煙者、ギャンブル嫌いは13人中11人が非喫煙者です。リスク比も5.57と高く、両者に強い関係性を感じます。飲酒有無と喫煙有無のリスク比は1.40、ギャンブル嗜好と飲酒有無

のリスク比は1.86とそれほど大きな値でなく、関係性は弱いように思われます。

菅：そうだね。

志賀：先生、感覚的にリスク比5.57というと、強い関係性がある気がするのですが、評価する際の基準はあるのでしょうか。

菅：結論から言えば、統計学的な基準はない。いくつ以上の値であれば関係性が強い、言い換えれば「リスク比が◇以上の値だから、強い相関がある」というのはない。リスク比同士を比較して、"強い""弱い"と評価していいよ。

志賀：そうなんですね。

菅：よし、では表3-14、表3-15をもとに、リスク比で、原因2つと結果（不整脈有無）の関係を見てみようか。原因は喫煙有無とギャンブル嗜好にして、図式化してみるよ。

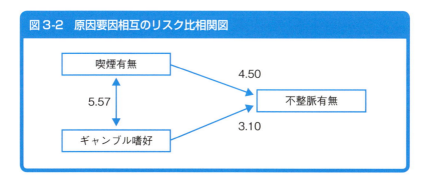

図3-2　原因要因相互のリスク比相関図

菅：喫煙するからギャンブルが好きなのか、ギャンブルが好きだから喫煙するのか因果関係の方向はわからないが、両者の関係は強いね。そして、

ギャンブル嗜好と不整脈の関係が強いのは、ギャンブル嗜好が喫煙有無の影響を受けているからだと考えられる。

志賀：むむむ、なるほど。

菅：このため、喫煙有無の影響を除外したうえで、ギャンブル嗜好と不整脈との関係を調べる必要があるね。これを「真の相関関係」というよ。これを解決してくれる解析手法がロジスティック回帰なんだ。

志賀：ロジスティック回帰ってすごそうな解析手法ですが、わかるようでわからないです・・・。

原因要因相互の関係で「強い相関はない」⇒ ロジスティック回帰分析の必要なし

菅：ロジスティック回帰の計算は複雑なので残念ながらExcelではできないよ。専用の解析ソフトが必要だ。今回は私が開発したソフトウエアで解いてみたら次の結果になったよ。

表3-16　ロジスティック回帰の結果

変数名	回帰係数	オッズ比	オッズ比95% CI		有意差判定	
			下限	上限	p値	判定
喫煙有無	2.643	14.053	0.659	299.678	0.090	[ ]
飲酒有無	1.948	7.018	0.457	107.843	0.162	[ ]
ギャンブル嗜好	0.504	1.655	0.079	34.826	0.746	[ ]
定数	−2.374				0.028	

第3章 リスク比とオッズ比

菅：ロジスティック回帰を行うと、オッズ比が出力されるんだ。オッズ比から順位が把握できるので、不整脈の原因要因の1位は喫煙有無で、次に飲酒有無となる。ギャンブル嗜好は不整脈にそれほど影響がないことがわかるね。

志賀：なるほど。表3-16の結果と表3-14の結果が異なるということは、原因要因が多数あるときは、ロジスティック回帰を使わなければいけないということですか。

表3-14 分割表、リスク比、オッズ比（再掲）

	不整脈有無		横計	割合（リスク）
	ある	ない		
喫煙	6	2	8	75.0%
非喫煙	2	10	12	16.7%
割合（オッズ）	3.00	0.20		

リスク比	4.50
オッズ比	15.00

	不整脈有無		横計	割合（リスク）
	ある	ない		
飲酒	4	2	6	66.7%
非飲酒	4	10	14	28.6%
割合（オッズ）	1.00	0.20		

リスク比	2.33
オッズ比	5.00

	不整脈有無		横計	割合（リスク）
	ある	ない		
ギャンブル好き	5	2	7	71.4%
ギャンブル嫌い	3	10	13	23.1%
割合（オッズ）	1.67	0.20		

リスク比	3.10
オッズ比	8.33

菅：原因要因が相互に無関係と解釈できれば、分割表のオッズ比とロジスティック回帰のオッズ比の順位は同じになる。だから、まず表3-15で示した原因要因相互の分析をして強い相関がないことがわかれば、ロジスティック回帰分析をする必要はないよ。

表3-15 原因要因相互の分割表（再掲）

	喫煙	非喫煙	横計	割合（リスク）		
飲酒	3	3	6	50.0%	リスク比	1.40
非飲酒	5	9	14	35.7%	オッズ比	1.80
割合（オッズ）	0.60	0.33				

	喫煙	非喫煙	横計	割合（リスク）		
ギャンブル好き	6	1	7	85.7%	リスク比	5.57
ギャンブル嫌い	2	11	13	15.4%	オッズ比	33.00
割合（オッズ）	3.00	0.09				

	飲酒	非飲酒	横計	割合（リスク）		
ギャンブル好き	3	4	7	42.9%	リスク比	1.86
ギャンブル嫌い	3	10	13	23.1%	オッズ比	2.50
割合（オッズ）	1.00	0.40				

志賀：わかりました。先生、表3-16にp値がありますが、前に教えてもらったp値と理解して良いのでしょうか。

菅：そうだよ。p値が0.05以下であれば、今回のサンプル20人から、何

十万人という母集団についても、その原因は不整脈に影響を及ぼすと判断される。表3-16は、3要因ともp値は0.05を上回っているので、母集団においてこれら3要因は原因要因であるかわからないということだ。

志賀：オッズ比が14.053とかなり大きいのに、p値は0.05を下回らないのは不思議です。

菅：良いところに気づいたね。それはサンプルが20人と少ないからだね。統計学の解析手法では、少ないサンプルからは有意差判定ができないと判断したんだ。

志賀：納得です。リスク比、オッズ比はゲットしましたが、ロジスティック回帰については少し不安です・・・。

菅：ロジスティック回帰は、原因要因相互の関係を考慮してオッズ比を算出する解析手法、ぐらいに理解してくれればいいよ。

志賀：はい、そうします。ところで分割表から求められたリスク比から、母集団について影響がある、ないということは言えるのでしょうか？

菅：なかなかいい質問だね。リスクの有意差検定をしたい、ということだね。これはExcel上で計算できるよ。

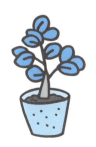

リスク比からの有意差検定とは

菅：よし、次の分割表を例に、喫煙と非喫煙のリスク（割合）に差があるかを有意差検定で調べてみようか。

表3-17 喫煙と不整脈とのリスク（割合）に関する有意差検定のための分割表　その1

	不整脈有無		横計
	ある	ない	
喫煙	60	20	80
非喫煙	50	70	120
縦計	110	90	200

志賀：はい、よろしくお願いします。

菅：では、志賀さん、まずはおさらいだ。リスクやリスク比を算出してみてくれるかな。

志賀：（カリカリカリ）できました！　喫煙者の不整脈のリスクは75％、非喫煙者の不整脈リスクは42％で、リスク比は75÷42で1.8になりました。

表3-18 喫煙と不整脈とのリスク（割合）に関する有意差検定のための分割表　その2

	不整脈有無		横計	割合（リスク）	
	ある	ない			
喫煙	60	20	80	75%	リスク比 1.8
非喫煙	50	70	120	42%	
縦計	110	90	200		

菅：正解。志賀さん、この表の各セルについて、次の計算をしてくれるかな。「縦計×横計÷全数」だ。

志賀：「ある」「喫煙」のセルは、「ある」の縦計は110、「喫煙」の横計は80、「全数」は200なので、110×80÷200＝44。

菅：そうだね。その調子でほかも求めてみて。

志賀：はい。（カリカリカリ）できました。

表3-19 喫煙と不整脈とのリスク（割合）に関する有意差検定のための分割表　その3

	不整脈有無	
	ある	ない
喫煙	(110 × 80) ÷ 200	(90 × 80) ÷ 200
非喫煙	(110 × 120) ÷ 200	(90 × 120) ÷ 200

喫煙	44	36	80
非喫煙	66	54	120
縦計	110	90	200

菅：正解。この計算で求められた値を「期待度数」というよ。これに対し、表3-17の人数を「実測度数」というんだ。でも、この言葉は覚えなくていいからね。

志賀：そうなんですか。しかし先生、この計算で何をしたのか、何がわかるのかは気になります。

菅：そうだよね。実測度数は調査結果のことだ。これはいいよね。で、先ほど計算してもらった期待度数だが、表3-17の喫煙者で不整脈ありは60人との結果だけど、60人が多いのか少ないのか、有意な差のある数値なのかどうかがわからない。何か基準がいるよね。表3-19は、この基準となる表を作ったわけだ。

志賀：ほー。

菅：志賀さん、表3-17（実測度数）と表3-19（期待度数）で何か気づいたことはない？　縦計、横計とか。

表3-17　喫煙と不整脈とのリスク（割合）に関する有意差検定のための分割表　その1（再掲）

	不整脈有無		横計
	ある	ない	
喫煙	60	20	80
非喫煙	50	70	120
縦計	110	90	200

表3-19 喫煙と不整脈とのリスク（割合）に関する有意差検定のための分割表　その3（再掲）

	不整脈有無	
	ある	ない
喫煙	（110 × 80）÷ 200	（90 × 80）÷ 200
非喫煙	（110 × 120）÷ 200	（90 × 120）÷ 200

喫煙	44	36	80
非喫煙	66	54	120
縦計	110	90	200

志賀：あっ！　2つの表の値が同じです。

菅：そうだね。期待度数から求められたリスクが重要なんだけど、志賀さん、計算してみて。

志賀：（カリカリカリ）　あらら、喫煙、非喫煙のリスク（割合）は55％で同じになっています。

表3-20 喫煙と不整脈とのリスク（割合）に関する有意差検定のための分割表　その4

	不整脈有無	
	ある	ない
喫煙	（110 × 80）÷ 200	（90 × 80）÷ 200
非喫煙	（110 × 120）÷ 200	（90 × 120）÷ 200

					リスク比
喫煙	44	36	80	55%	1.0
非喫煙	66	54	120	55%	
縦計	110	90	200		

菅：そうなんだ。実は、実測度数の表の縦計、横計はそのままの値で、喫煙と非喫煙のリスクが同じになるような４つのセルの値を求めたんだ。先ほど、「基準がいる」と説明したよね。要は、不整脈の割合が喫煙と非喫煙で差がない分割表を作ったのだよ。

志賀：はい。

菅：大事なのは、実測度数が期待度数に近い値になっていれば有意差がない、離れていれば有意差があるという考えなんだ。

志賀：難しそうですね・・・。

菅：よし、頑張ってもう少しついてきて。簡単に教えるから。

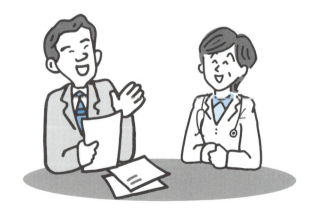

Point 14 カイ2乗値とは何だろう

菅：志賀さん、次の計算をしてみて。実測度数（表3-17）と期待度数（表3-19）の差を求める、そして求められた値を2乗して期待度数で割る。

志賀：よくわからないけれど、計算してみます。

菅：そして、求められた値すべてを合計してください。

志賀：（カリカリカリ）

表3-17　喫煙と不整脈とのリスク（割合）に関する有意差検定のための分割表　その1（再掲）

	不整脈有無		横計
	ある	ない	
喫煙	60	20	80
非喫煙	50	70	120
縦計	110	90	200

表3-19　喫煙と不整脈とのリスク（割合）に関する有意差検定のための分割表　その3（再掲）

	不整脈有無	
	ある	ない
喫煙	(110 × 80) ÷ 200	(90 × 80) ÷ 200
非喫煙	(110 × 120) ÷ 200	(90 × 120) ÷ 200

喫煙	44	36	80
非喫煙	66	54	120
縦計	110	90	200

以下が求められた値です。

表3-21 喫煙と不整脈とのリスク（割合）に関する有意差検定のための分割表 その5

（実測度数－期待度数）の2乗÷期待度数

	不整脈有無	
	ある	ない
喫煙	$(60-44)^2 \div 44$	$(20-36)^2 \div 36$
非喫煙	$(50-66)^2 \div 66$	$(70-54)^2 \div 54$

喫煙	5.82	7.11
非喫煙	3.88	4.74

合計	$5.82 + 3.88 + 7.11 + 4.74 = 21.5$

志賀：先生、できました！ 求められた値を合計したら、5.82 + 3.88 + 7.11 + 4.74 = 21.5になりました。

菅：この合計した値は、カイ2乗値というよ。

志賀：この値は何なんですか？

菅：そうだね、まずはこの値がどのような時に小さくなる、あるいは大きくなるかを調べてみようか。

志賀：お願いします。

菅：調査結果が次の表のようになったとしよう。この表のカイ2乗値を求めてみて。

リスク比とオッズ比　第3章

表 3-22　喫煙有無と不整脈有無との関係の数表（実測度数）

	不整脈有無 ある	不整脈有無 ない	横計	割合
喫煙	50	30	80	63%
非喫煙	75	45	120	63%
縦計	125	75	200	

志賀：はい。（カリカリカリ、カリカリカリ）

表 3-23　喫煙有無と不整脈有無との関係の数表（期待度数）

期待度数＝縦計×横計÷全数

	不整脈有無 ある	不整脈有無 ない
喫煙	125 × 80 ÷ 200	75 × 80 ÷ 200
非喫煙	125 × 120 ÷ 200	75 × 120 ÷ 200

喫煙	50	30	80
非喫煙	75	45	120
縦計	125	75	200

表 3-24　喫煙有無と不整脈有無との関係の数表（カイ2乗値）

（実測度数－期待度数）の2乗÷期待度数

	不整脈有無 ある	不整脈有無 ない
喫煙	$(50-50)^2 \div 50$	$(30-30)^2 \div 30$
非喫煙	$(75-75)^2 \div 75$	$(45-45)^2 \div 45$

喫煙	0.00	0.00
非喫煙	0.00	0.00
合計	0.00 ＋ 0.00 ＋ 0.00 ＋ 0.00 ＝ 0	

志賀：先生、カイ2乗値はゼロになりました。

菅：そうだね。喫煙と非喫煙のリスクがどちらも63％で同じだよね。リスクが同じ場合、カイ2乗値はゼロとなるんだ。両者のリスクに違いがあるほど、カイ2乗値は大きくなるよ。カイ2乗値の計算方法は忘れても構わないけど、両者のリスクに違いがあるほどカイ2乗値は大きくなる、ということは忘れないでほしいな。

志賀：はい。

菅：それともうひとつ、カイ2乗値は統計学が決めた3.84より大きければ、母集団におけるリスク（割合）に差があると判断することも覚えておいてほしい。

志賀：そうなんですね、わかりました。

Point 15　サンプルサイズが小さいと有意差も出にくい

菅：カイ2乗値はp値に変換することができる。p値はカイ2乗値が大きくなるほど小さくなる関係があるんだ。カイ2乗値が3.84の時、p値は0.05で、カイ2乗値が3.84より大きくなるにつれ、p値は0に近づく。

志賀：だから、p値が0.05以下であれば、母集団のリスク（割合）に差があると言えるのですね。

菅：そうだよ。だいぶわかってきたね。

志賀：ありがとうございます。

菅：ちなみに表3-21におけるカイ2乗値は21.5、この値に対するp値は0.0000だよ。したがって、母集団における不整脈のリスク（割合）は喫煙と非喫煙で差があると言えるんだ。よし、ここでひとつ問題。次の表（表3-25）は表3-18の人数を10で割った表だよ。

表3-25　サンプルサイズが小さい実測度数

	不整脈有無 ある	不整脈有無 ない	横計	割合（リスク）	
喫煙	6	2	8	75%	リスク比 1.8
非喫煙	5	7	12	42%	
縦計	11	9	20		

表3-18　喫煙と不整脈とのリスク（割合）に関する有意差検定のための分割表　その2（再掲）

	不整脈有無 ある	不整脈有無 ない	横計	割合（リスク）	
喫煙	60	20	80	75%	リスク比 1.8
非喫煙	50	70	120	42%	
縦計	110	90	200		

志賀：表3-25は人数は少なくなりましたが、リスクの値、リスク比は表3-18と同じですね。

菅：この表3-25について有意差検定したらどうなると思う？

志賀：表3-25と表3-18のリスク比は同じだから、有意差判定の結果も同じだと思います。

菅：ブー。それは間違いだよ、志賀さん後で計算してみてほしいんだけど、表3-25のカイ2乗値は2.15になるよ。表3-18の21.5より小さくなる。カイ2乗値はリスクの差だけでなく、サンプルサイズの影響も受けるんだ。

志賀：はい、表3-25のカイ2乗値を後で計算してみます。

菅：サンプルサイズが小さいと有意差が出にくいということがわかったと思う。ちなみに、表3-25のp値は0.1412で0.05より大きいので、サンプルサイズ20人から母集団についてのリスクの差はわからないということだね。

志賀：なるほど、なんとかカイ2乗検定もゲットしました。先生、ありがとうございました！

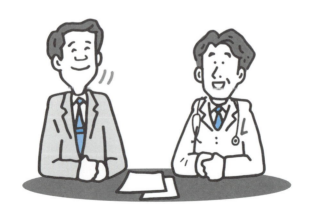

Point 16 志賀さんからドクターへの回答

今回勉強した知識を持って、後日、例の循環器専門医を訪ねた志賀さん。医師からの「リスク比とオッズ比、そして有意差について教えてね」との宿題に対して···

表3-26 循環器専門医への回答

	不整脈有無		横計	割合（リスク）
	ある	ない		
喫煙	48	143	191	25%
非喫煙	39	220	259	15%
オッズ	1.2	0.7		

リスク比	1.67
オッズ比	1.89

カイ２乗値	7.15
p値	0.0075

志賀：喫煙と非喫煙で不整脈となるリスクは、先生の計算の通り、喫煙が25％、非喫煙が15％で、その差は10％です。リスク比は25÷15から、1.67となりました。これは、喫煙者は非喫煙者に比べ、不整脈のリスクが1.67倍である、と解釈できます。

ご質問いただいたオッズ比の前に、有意差についてご説明します。この10％のリスクの差が母集団についても言えるかどうかをカイ２乗検定で調べました。カイ２乗値は3.84よりも大きい値であれば有意差があると解釈できます。（ノートを見せながら）今回カイ２乗値を計算しましたら、7.15でしたので、不整脈は喫煙と非喫煙で有意な差があると判断できます。

なお、統計の先生にp値を算出してもらいましたら0.0075とのことでして、0.05を下回ったので、p値でも有意差があるとの結論になっています。

次にオッズ比ですが、オッズは不整脈という"結果"に対して、喫煙などの"原因"がどの程度関与しているのかを分析するためのものです。不整脈がある人のオッズは、喫煙48÷非喫煙39で1.2、同様に不整脈がない人のオッズは0.7。これらからオッズ比は1.2÷0.7で1.89でした。

リスク比と同様に、オッズ比も、値が大きいほど不整脈と喫煙の関係が高くなると言えます。このため1.89は関係が高いと解釈できます。

しかし、オッズ比から、喫煙者は非喫煙に比べ1.89倍不整脈になりやすい、とは解釈できませんのでご注意ください。オッズ比はあくまで、喫煙などの"原因"がどの程度、"結果"である不整脈に影響しているかを把握するだけで、特に喫煙だけでなく飲酒を含めた複数の要因と不整脈との関係をみたい場合はリスク比を使いオッズ比は使えません。

不整脈の影響要因が多数あって、それぞれの要因が相互に大きく影響していると考えられる場合、ロジスティック回帰分析を用います。この解析手法を用いた場合はオッズ比とp値が算出され、リスク比はありません。繰り返しとなりますが、くれぐれもオッズ比から、リスク倍率は計算しないでください。

と説明、医師からは「おお、志賀くんすごいねえ、統計が苦手なボクでもよくわかったよ。志賀くん頼りになるなあ。また今度も困ったら頼むね」とのお言葉。とってもうれしかった志賀さんでしたが、次に先生からどんな難問が出されるのか、ドキドキでもあったのでした。

第3章 リスク比とオッズ比

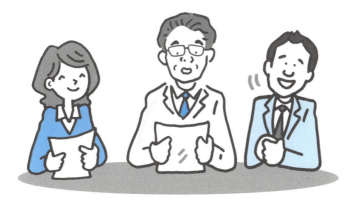

Questions and Answers

> **演習 問題 1**
> 下記の文章はオッズ比・リスク比についてです。≪ ≫の中の当てはまる言葉を選んでください。

1. リスク比・オッズ比ともに値が ≪大きい・小さい≫ ほど影響要因と言える。
2. リスクの倍率を比較したい場合は ≪リスク比・オッズ比≫ を適用する。
3. オッズ比は影響要因であるかを把握できる。複数の影響要因の寄与順位やリスクの倍率把握に適用 ≪できる・できない≫。

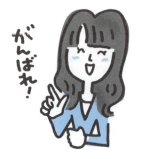

Questions and Answers

演習 問題 2

遺伝子Xを持っている人と持っていない人とで、糖尿病と診断されたかどうかに差があるかを調べました。350人を対象に、遺伝子Xの有無と糖尿病診断の有無を確認しました。

①～④のそれぞれのリスク・オッズを算出し、⑤～⑥のリスク比・オッズ比を算出してください。①～②は小数点第2位を四捨五入、③～④は%で小数点第2位を四捨五入、⑤～⑥は小数点第3位を四捨五入してください。

	糖尿病診断有無		横計	割合（リスク）
	ある	ない		
遺伝子X あり	180	20	200	（ ③ ）
遺伝子X なし	40	110	150	（ ④ ）
縦計	220	130	350	
割合（オッズ）	（ ① ）	（ ② ）		

リスク比	（ ⑤ ）
オッズ比	（ ⑥ ）

① (   )　② (   )
③ (   )　④ (   )
⑤ (   )　⑥ (   )

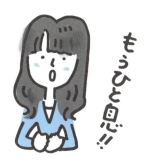

Questions and Answers

● 問題 1 の解答

下記の文章はオッズ比・リスク比についてです。≪　≫の中の当てはまる言葉を選んでください。

1. リスク比・オッズ比ともに値が　≪⦅大きい⦆・小さい≫　ほど影響要因と言える。
2. リスクの倍率を比較したい場合は　≪⦅リスク比⦆・オッズ比≫を適用する。
3. オッズ比は影響要因であるかを把握できる。複数の影響要因の寄与順位やリスクの倍率把握に適用　≪できる・⦅できない⦆≫。

【解説】リスク比・オッズ比はどちらも値が大きいほど影響要因と言えるが、オッズ比は影響要因かどうかを把握するだけで、複数の影響要因の寄与順位やリスクの倍率把握には適用できない。

◉問題2の解答

遺伝子Xを持っている人と持っていない人とで、糖尿病と診断されたかどうかに差があるかを調べました。350人を対象に、遺伝子Xの有無と糖尿病診断の有無を確認しました。

①〜④のそれぞれのリスク・オッズを算出し、⑤〜⑥のリスク比・オッズ比を算出してください。①〜②は小数点第2位を四捨五入、③〜④は％で小数点第2位を四捨五入、⑤〜⑥は小数点第3位を四捨五入してください。

① (4.5)　　② (0.2)
③ (90.0%)　　④ (26.7%)
⑤ (3.38)　　⑥ (24.75)

【解説】遺伝子Xありとなしのそれぞれで糖尿病診断有無が「ある」を横計で割って得られた割合がリスク。遺伝子Xありのリスクを遺伝子Xなしのリスクで割った値がリスク比。糖尿病診断有無のそれぞれで遺伝子Xありの人数を遺伝子Xなしの人数で割って得られた割合がオッズ。糖尿病診断ありのオッズを糖尿病診断なしのオッズで割った値がオッズ比となります。

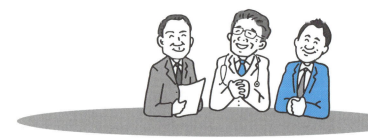

第4章

カプランマイヤー法

Point 1 医師からの質問と宿題

　訪問先の循環器専門医の信頼を得ているMRの志賀裕さん。いつも通り情報提供・収集活動をしていたら、とあるデータについて質問を受けました。

医師：志賀くん、いつもわかりやすく情報提供してくれているのでとても助かっているよ。ありがとう。いつもいいタイミングで来てくれるね。ちょっとこのデータについて、相談にのってくれないかな・・・。

■ CASE

　重症心不全患者を対象に従来の標準治療に製品Zの追加による生命予後の改善をみる。

対象・方法：NYHAclass Ⅲ以上の重症心不全患者1,251例を対象に、従来の標準治療に加えて、製品Zまたはプラセボを投与し、36か月間の経過観察を行った。

結果：製品Z群ではプラセボ群に比べて総死亡率が26％減少し、従来の標準治療に製品Z群の追加による生命予後の改善がみられた。

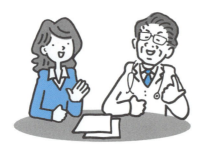

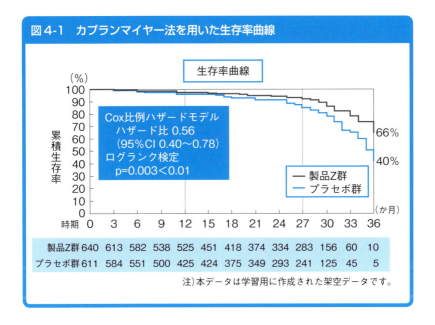

図4-1 カプランマイヤー法を用いた生存率曲線

注)本データは学習用に作成された架空データです。

医師：志賀くん、実はこのデータについて教えてほしいんだけど。

志賀：あっ、はい（ドキドキ）。

医師：重症心不全での生存率をみたデータで、カプランマイヤー法を用いたものなんだよ。

志賀：・・・（汗）

医師：ぼくは統計が苦手でね、でもなかなか教えてもらえることもなくて、ぜひ教えてもらいたいなあ。

志賀：え～と、どのあたりでしょうか？

医師：そうだね、生存率をみたデータってこのグラフのような形で示されることが多いよね。統計の手法や数値が出てくるわけだけど、どこをポイントにしてデータを見ればいいんだろうか？

　最近、大規模試験などでもよく目にすることのある生存率曲線。いつもながらもっとデータについて勉強しておけばよかったと後悔した志賀さん。「先生、きちんと調べ直して、また説明に伺います」と正直に話すと、医師も「また、わかりやすく、お願いね！」と期待を寄せてくれました。そこで志賀さんは、先日来教えを求めているビジネス・ブレークスルー大学大学院教授で統計学の専門家・菅民郎先生を訪ねました。

　志賀さんは菅先生に、循環器専門医からの宿題を説明。菅先生はカプランマイヤー法での生存率のデータを見るときのポイントとして、
① 試験終了時点で観察を中止し、結論を導く必要があること
② 観察開始が同時期でないデータ（＝サンプル）があること
③ 観察期間中に観察不可能が生じることがあること
の3つを挙げてくれました。そして自分自身でカプランマイヤー法による生存率曲線を描いてみることが、理解の近道であることもアドバイスしたのでした。

 とにかく気楽に考えよう！！

志賀：先生、先日はお世話になりました。早速で恐縮なのですが、この図なんですけど・・・。

菅：ふむふむ、なるほど。この図は製品Z群（640人）とプラセボ群（611

人）の観察開始から36か月間の生存率をカプランマイヤー法で求め、折れ線グラフで表したものだね。この折れ線グラフを生存率曲線というんだよ。

志賀：あのう先生、カプランマイヤー法って目にすることは多いのですが、実はよくわからないんです。

菅：じゃあ、難しい統計の手法の前に、まずこの臨床試験の目的から考えてみようか。この試験の目的はなんだったかな？

志賀：え〜と、重症心不全のような致死的な疾患に対する薬剤の治療効果を、治療後の生存期間の伸びでみたものです。

菅：そうだね。カプランマイヤー法は▽薬剤投与による生存率の推定▽薬剤対薬剤や薬剤対プラセボといった2群間の生存率の差の違い――を把握することを目的とした解析方法なんだ。生存率を評価する方法のひとつと覚えてほしいな。

志賀：はい。

菅：ちなみに、カプランマイヤー法のカプランとマイヤーはEdward KaplanとPaul Meierという統計学者の人名に由来しているんだ。

志賀：人の名前からきているのですね。なんだか名前の由来を教えてもらっただけでも気が楽になってきました。

菅：そう、だからカタカナの名前だけで難しいそう・・・って考えないで、気楽に、気楽にね。

被験者によって試験の開始時期や観察期間が異なる

菅：志賀さん、ちょっと頭の体操をしてみようか。統計ではなくて、本当の真の生存率をみるには、どのような試験がいいと思う？　たとえば、お薬を投与して5年後の真の生存率を知りたい、としてみようか。

志賀：そうですね、本来であれば薬剤を投与した患者全員について、5年後の生死を把握することができればいいですよね。観察開始日から5年が経過した症例のみを集計対象とし、その中の生存患者の割合を求めるとか・・・。

菅：その通り。ある薬剤を投与した患者全員を5年間追跡するしかないよね。そのような方法を『直接法』というんだ。でも、臨床試験でそんなにきちんと患者さんをエントリーし、フォローできるだろうか？

志賀：いえ、うちの会社の臨床開発部の仲間も、いつも苦労しているようです。

菅：そうだよね、そんなにきちんとはいかないでしょう。直接法は患者全員が臨床試験の観察開始時に存在していれば適用できる。でも難しい。そこで、どうするかだ。

志賀：はい。

菅：ポイントが3つあるよ。まず、志賀さんが持ってきた図の下にある観察時期ごとのn数をみてごらん。

カプランマイヤー法 第4章

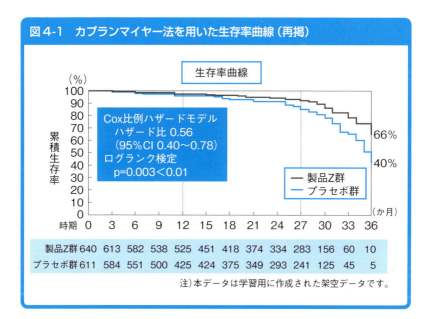

図4-1 カプランマイヤー法を用いた生存率曲線（再掲）

注）本データは学習用に作成された架空データです。

志賀：あっ！　臨床試験の観察時期ごとに、しかも製品Z群とプラセボ群でn数が全部違います。

菅：よく見つけたね。通常、患者全員が36か月から経過観察しているわけではなく、24か月、12か月、あるいはつい先月から経過観察し始めた人もいる。2つ目のポイントだけど、この試験では36か月で経過観察を打ち切っているけど、さらに試験を12か月延ばして48か月にしたらどうなっていたと思う？

志賀：ん？　打ち切る？

菅：「打ち切る」や「打ち切られた」という用語は対象が何か不適切なことをしたかのような印象を与えるけど、この言葉は単に、ある時点以降の生存について情報がないことを意味しているよ。ちなみに打ち切られた患者

157

のことを「センサー」ということもある。では、試験期間を48か月にしたらどうなる？

志賀：え〜と、観察期間の長い人では死亡する人が出るかもしれないです。観察期間の短い人は生存している可能性が高い・・・、ありゃりゃ、ということは、試験をどこで打ち切るかによって生存率が変わってしまうのかな？

菅：よく気がついたね、その通りだよ。

志賀：エヘヘ（うれしい気持ち）。

菅：さらに3つ目のポイント。試験の打ち切りとは別に、患者によっては観察自体が不可能になる場合もあるよね。どのような状況だと思う？

志賀：交通事故で死んでしまったとか・・・。

菅：そうだね。試験とは無関係の理由で死亡した場合や、ほかにはその観察患者が別の施設に移ったとか、別疾患を併発してプロトコルとは異なる治療をせざるを得なくなって試験を中止したとか、いろいろ考えられるよね。

志賀：はい。

菅：直接法の場合、これら3つによって生存率の値は変化する、言い換えれば真の生存率を導くことはできないんだよ。だから、カプランマイヤー法によって、患者の観察時期が異なったりしても、ある一定のルールの中で生存率を推計するんだ。

志賀：なるほど。

菅：よし、志賀さんにはこの勉強を通して、実際にカプランマイヤー法で生存率曲線を描いてもらおうかな。

志賀：ええっ〜。

菅：描いた方が、理解が早いよ。チャレンジしてみよう。

志賀：頑張ります。

生存率には「期別生存率」と「累積生存率」がある

菅：まず生存率について勉強しよう。生存率には「期別生存率」と「累積生存率」の2つがあるんだ。

志賀：期別生存率？

菅：たとえば、観察から12か月目、24か月目、36か月目の各時期について、製品Zを投与した対象患者数と生存者数が観察されたとする。期別生存率は、その時期ごとに、「生存者数を対象患者数で割った値」なんだ。

志賀：ふむふむ。

菅：じゃ、志賀さん、たとえば、対象患者数が12か月目110人、24か月目100人、36か月目90人、生存者数が12か月目110人、24か月目90人、

36か月目72人とする。期別生存率はどうなるかな？

志賀：（結構簡単だな・・・）12か月目は110÷110で100％、24か月目は90÷100で90％、36か月目は72÷90で80％です。

菅：その通り。さて、累積生存率というのはね、たとえば観察から36か月の間に、対象患者のうち生存している人がどれくらいかを確率で計算したものなんだ。

志賀：どうやって計算するのですか？

菅：おぉ、意欲的だねぇ、じゃあ計算方法を説明するけど、その方法までは覚えなくてもいいからね。

志賀：はい。

菅：36か月間の累積生存率は、12か月目、24か月目、36か月目も生存していなければならないので、期別生存率を掛け算することによって求められるよ。

志賀：ということは・・・。

菅：志賀さん、だいぶわかってきたんじゃないの？　実はそんなに難しくないんだよ。36か月間の累積生存率＝12か月目の生存率×24か月目の生存率×36か月目の生存率で計算できる。

志賀：はい。

菅：仮に、ある人が交通事故にあって死亡する確率を1か月当たり10％

とすると生存率は90％なので、3か月間で交通事故にあわずに生存する確率は、90％×90％×90％＝73％と計算できる。これは『3か月間の累積生存率』と表現するよ。

志賀：ということは、先ほど先生がお話しされた簡単な事例の36か月間の累積生存率は100％×90％×80％＝72％となるということでしょうか。

菅：正解だよ。

志賀：簡単ですね！

被験者ごとにバラバラな観察期間と観察終了理由に注目

菅：いやいや志賀さん、これで終わりじゃないんだよ。さっき、これは臨床試験だから、対象となる患者さんを全員同時期に観察開始することは難しいよね、という話をしたけど、覚えているかな？

志賀：はい。臨床試験にエントリーされる患者さんの時期がまちまちだということですね。

菅：そう。つまり、「打ち切り」によって試験終了時点で観察を終了し、結論を得なければならない。そして、終了の時期も個々の患者さんによって異なる。実際には臨床試験にエントリーされる患者さんの観察期間が異なる、ということだったよね。

志賀：ややこしくなってきました・・・（涙目）。

菅：よし、じゃあ、また簡単な事例で勉強してみよう。

志賀：お願いします。

表4-1　患者10人の観察期間8か月間の死亡、打ち切りデータ

患者No	1	2	3	4	5	6	7	8	観察概況	観察期間数
＃1							●		死亡	7か月
＃2									観察期間終了による打ち切り	8か月
＃3			●						死亡	2か月
＃4									他病院への転院による観察中断	5か月
＃5					●				死亡	4か月
＃6									研究対象以外の死因で死亡	4か月
＃7						●			死亡	4か月
＃8									観察期間終了による打ち切り	3か月
＃9							●		死亡	6か月
＃10									観察期間終了による打ち切り	2か月

菅：志賀さん、この事例をみて、観察開始時期が1か月目の患者さんは何番と何番かな？

志賀：えっと、2番と4番の患者さんです。

菅：そうだね。それ以外の患者さんの観察開始時期は2か月目とか3か月目とか、ばらばらだね。

志賀：はい。

菅：よし、じゃあ、次に、各患者さんの観察の終わりをよく見てほしい。何か気づかないかな？

志賀：あれっ、黒丸がついている患者さんと、ついていない患者さんがい

ますし、終了時点も違っています。

菅：よく気がついたね。

志賀：先生、これは何かルールがあるのですか？

菅：観察概況をよく見てごらん。

志賀：死亡だけでなく、いろいろな状況が記載されています。

菅：そうだね、観察開始から死亡あるいは打ち切りまでの期間を直線で表記。そして直線の終点が、黒丸の場合は死亡、黒丸がない場合は打ち切りを表しているんだよ。

志賀：なるほど。

生存率曲線グラフのn数は「死亡」と「打ち切り」を除外した数値になる

志賀：先生、ちょっと待ってください。患者さんのエントリーの時期も違うし、終了時点も違っているし、終了の状況も違っている。これらのデータからどのようにして累積生存率を計算するんですか？

菅：おお、ますます意欲的でいいねぇ。だから、カプランマイヤー法を使うんだよ！　カプランマイヤー法を用いた累積生存率は次の4つのステップで求めることができるよ。

① **観察データ表の変更**
観察データの観察開始時点をそろえ、観察期間が短い順に並べ替える。

② **期別死亡率の算出**
観察時期別の対象患者数、死亡数を確認し、期別死亡率を算出する。

③ **期別生存率の算出**
100％から期別死亡率を引くことで、期別生存率を算出する。

④ **累積生存率の算出**
期別生存率を掛け合わせて、累積生存率を算出する。

志賀：難しそうですね・・・。

菅：難しそうにみえるけど、手順さえふめば理解できるよ。

志賀：（不安だなあ・・・）

菅：じゃあ、詳しく説明するよ。まず①観察データ表の変更からだね。観察開始時期をそろえて観察期間の短い順に並べ替える。

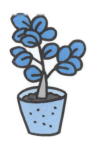

表4-2 観察データ表の変更 その1

患者No	1	2	3	4	5	6	7	8	観察概況	観察期間数
#3		●							死亡	2か月
#10									観察期間終了による打ち切り	2か月
#8									観察期間終了による打ち切り	3か月
#5				●					死亡	4か月
#6									研究対象以外の死因で死亡	4か月
#7				●					死亡	4か月
#4									他病院への転院による観察中断	5か月
#9						●			死亡	6か月
#1							●		死亡	7か月
#2									観察期間終了による打ち切り	8か月

志賀：あっ、なるほど、観察データを観察開始時点をそろえて、え～と、それから観察期間が短い順に並べ替えると、イメージがつかみやすいですね。

菅：そうでしょ。続けて②期別死亡率の算出だけど、ここで大事なのは観察時期別の対象患者数と死亡数の確認なんだ。

志賀：たしかに、先ほどの表では時期別の患者数や死亡数がパッとわかるようで、わからないですね。

菅：そうなんだ。だから、一般的に次の集計表を作成するよ。

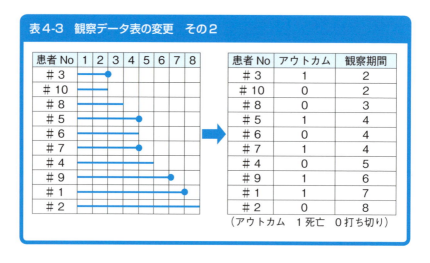

志賀：なるほど、死亡や打ち切りをアウトカムとして整理するんですね。そしてその横に観察期間を書く。

菅：そして、試験の観察期間ごとの患者数を整理する。

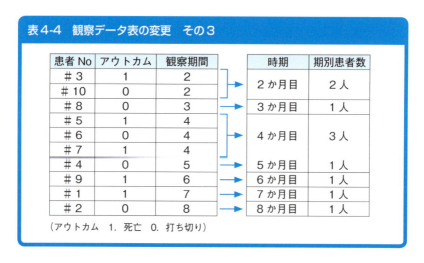

志賀：ふむふむ、観察期間が2か月の期別患者数は2人、3か月は1人、

4か月は3人、表にするとわかりやすいですね。

菅：そう。そして、ここが頭を柔らかくしてほしいところだけど、観察期間が3か月の時の調査対象の患者数は全部で何人になる？

志賀：えっと、観察期間が3か月の調査対象患者数ということはその時点で何人いるかを調べればいいんですよね。

菅：その通り。

志賀：観察期間が2か月では1人が死亡、1人が打ち切りになっているので、3か月の時は2人いなくなっています。したがって調査対象患者数は10人から2人除いた8人ですね・・・（少し不安）。

菅：その通り！　では応用問題、観察期間が4か月ではどうなる？

志賀：えっと、4か月の時点で何人の患者がいるかということですよね。2か月で2人、3か月で1人いなくなっているので、10人－2人－1人で7人です。

菅：正解！　ここで頭が混乱する人が少なくないんだけど、志賀さん、スゴイよ。

志賀：えへへ。

菅：各調査時期の調査対象患者数は、算出したい時期のひとつ前の時期までの死亡や打ち切りを足し合わせた数を、調査対象全体（今回の事例では患者10人）から引いた数になる。次の表にまとめたから、じっくり見てみて。

表4-5 観察データ表の変更 その4

患者No	アウトカム	観察期間		時期	期別患者数	(累積)		生存率や死亡率を計算するための対象患者数
#3	1	2	→	2か月目	2人	2人		10人
#10	0	2						
#8	0	3	→	3か月目	1人	3人	10人−2人	＝8人
#5	1	4	→	4か月目	3人	6人	10人−3人	＝7人
#6	0	4						
#7	1	4						
#4	0	5	→	5か月目	1人	7人	10人−6人	＝4人
#9	1	6	→	6か月目	1人	8人	10人−7人	＝3人
#1	1	7	→	7か月目	1人	9人	10人−8人	＝2人
#2	0	8	→	8か月目	1人	10人	10人−9人	＝1人

（アウトカム 1. 死亡 0. 打ち切り）　　　その時期までの死亡、打ち切りを除いた生存数

志賀：ふむふむ、たとえば、観察期間が7か月の場合は調査対象患者数は2人か・・・。確かに、2か月で終了が2人、3か月で終了が1人、4か月で終了が3人、5か月で終了が1人、6か月で終了が1人なんだから、2＋1＋3＋1＋1＝8人。調査対象患者は計10人だから、10人−8人＝2人。

菅：志賀さん、イイね。これが生存率曲線のグラフ上に表記されるn数だよ。

志賀：へえ〜、なるほど。

第4章 カプランマイヤー法

 期別の死亡数と対象患者数がわかれば、ひたすらカリカリ単純計算！

菅：ここまでくれば、期別死亡率の算出は簡単だよ。さっきのアウトカムに記載された『1』（死亡）の数を、期別に数えればいいよね。

志賀：これは簡単です。2か月目は1人、3か月目はゼロ、4か月目は2人、・・・です。

表4-6　観察データ表の変更　その5

患者No	アウトカム	観察期間		時期	期別患者数	(累積)		生存率や死亡率を計算するための対象患者数	期別死亡数
#3	1	2	→	2か月目	2人	2人		10人	1人
#10	0	2							
#8	0	3	→	3か月目	1人	3人	10人−2人	＝8人	0人
#5	1	4	→	4か月目	3人	6人	10人−3人	＝7人	2人
#6	0	4							
#7	1	4							
#4	0	5	→	5か月目	1人	7人	10人−6人	＝4人	0人
#9	1	6	→	6か月目	1人	8人	10人−7人	＝3人	1人
#1	1	7	→	7か月目	1人	9人	10人−8人	＝2人	1人
#2	0	8	→	8か月目	1人	10人	10人−9人	＝1人	0人

（アウトカム　1. 死亡　0. 打ち切り）　　その時期までの死亡、打ち切りを除いた生存数　　アウトカムの死亡数

菅：いよいよ、②期別死亡率、③期別生存率、④累積生存率――を求めるわけだけど、これもサクサク簡単に計算できる。まず、さっき求めた期別の対象患者数と死亡数を下表の（a）と（b）に転記しよう。そして順を追って表の（c）（d）（e）を埋めてみて。

表4-7 期別死亡率、期別生存率、累積生存率　その1

時期	(a) 対象患者数	(b) 期別死亡数	(c) (b) ÷ (a) 期別死亡率	(d) 100％ − (c) 期別生存率	(e) (d) の累積 累積生存率
2か月目	10	1			
3か月目	8	0			
4か月目	7	2			
5か月目	4	0			
6か月目	3	1			
7か月目	2	1			
8か月目	1	0			

菅：期別死亡率は、期別死亡数を対象患者数で割ることで求められる。

志賀：はい。

菅：じゃあ、死亡率がわかれば生存率は？

志賀：え〜と・・・。

菅：期別生存率は100％から期別死亡率を引くだけでいいんだよ。

志賀：あっ、そうですよね。

菅：そうそう、むずかしく考えない、考えない。あとは最後のステップ④累積生存率の算出だ。これはさっき勉強したよね。

志賀：覚えてます、期別生存率を掛け合わせれば累積生存率が算出できます。

菅：ご名答。

志賀：よし！（カリカリカリ）、先生、表を全て埋めました。

表4-8　期別死亡率、期別生存率、累積生存率　その2

時期	(a) 対象患者数	(b) 期別死亡数	(c) (b) ÷ (a) 期別死亡率	(d) 100% − (c) 期別生存率	(e) (d) の累積 累積生存率
2か月目	10	1	10.0%	90.0%	90.0%
3か月目	8	0	0.0%	100.0%	90.0%
4か月目	7	2	28.6%	71.4%	64.3%
5か月目	4	0	0.0%	100.0%	64.3%
6か月目	3	1	33.3%	66.7%	42.9%
7か月目	2	1	50.0%	50.0%	21.4%
8か月目	1	0	0.0%	100.0%	21.4%

菅：簡単だったでしょ？

志賀：途中で少しくじけそうになったけど、なんとか理解できて、感動です。観察期間8か月間で生存率は21.4％ですか。そして、この生存率を正確には「累積生存率」というんですね。

菅：すごい、100点満点だ。カプランマイヤー法の基本の考え方がわかったね。

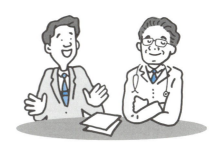

Point 8 生存率曲線の描き方は意外に簡単

菅：では、先ほど作った観察期間8か月間の患者数10人の「死亡」「打ち切り」を調べ、累積生存率を算出した表4-8をもとにグラフを作ってみようか。

志賀：生存率曲線のグラフって難しいんじゃないですか？

菅：ほらほら、話を聞かないうちにすぐに難しい、難しいと言っていたらダメだよ。みんな頭から統計は難しい、無理、みたいに否定語から入るから挫折するんだ。やさしくシンプルなデータから取り組めば、カプランマイヤー法の生存率曲線がきちんと理解できるようになるよ。だまされたと思って一緒にグラフを作ってみよう。

志賀：はい。

菅：じゃあ、始めよう。

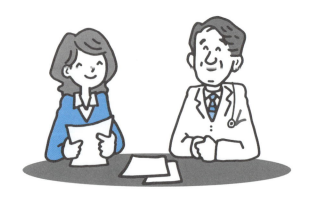

表4-8 期別死亡率、期別生存率、累積生存率　その2（再掲）

時期	(a) 対象患者数	(b) 期別死亡数	(c) (b) ÷ (a) 期別死亡率	(d) 100%− (c) 期別生存率	(e) (d) の累積 累積生存率
2か月目	10	1	10.0%	90.0%	90.0%
3か月目	8	0	0.0%	100.0%	90.0%
4か月目	7	2	28.6%	71.4%	64.3%
5か月目	4	0	0.0%	100.0%	64.3%
6か月目	3	1	33.3%	66.7%	42.9%
7か月目	2	1	50.0%	50.0%	21.4%
8か月目	1	0	0.0%	100.0%	21.4%

菅：まず時期を横軸、累積生存率を縦軸にとり、値をプロットしてみて。そして、プロットする際の記号に『●』や『×』を使ってほしいんだ。

志賀：何を『●』や『×』にするのでしょう？　好き勝手に書いていいのですか？

菅：いやいや、ちゃんとルールがあるよ。その時期に死亡が1例でも出現した場合は『●』、打ち切りが出現した時期は『×』とする。その時期に死亡と打ち切りの両方が出現した場合は死亡を優先するよ。あと、0か月は全員生存しているので生存率は100％だね。記号は『■』とする。

志賀：（もくもくと先生に言われたとおりグラフを描きはじめる。）こんな感じですか？

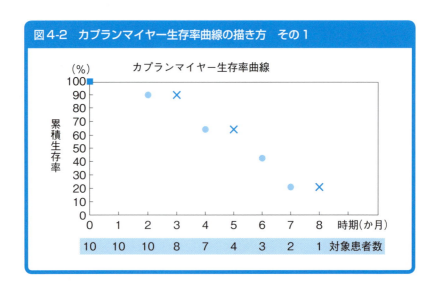

菅：志賀さん、筋がいいね、そう、その通り。じゃあ次に進もうか。

志賀：はい。

菅：『■』あるいは『●』を始点に、横線を引く。終点は次の●がある時期だ。

志賀：（もくもくと描く）

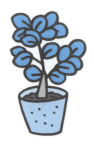

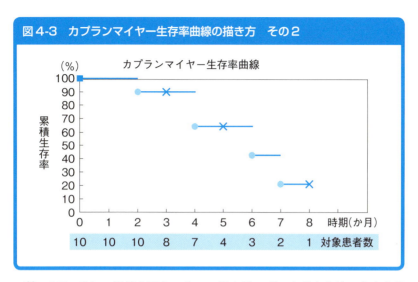

図4-3 カプランマイヤー生存率曲線の描き方 その2

菅：OK。そして縦線を引き、全ての線を結べば、生存率曲線の出来上がり。

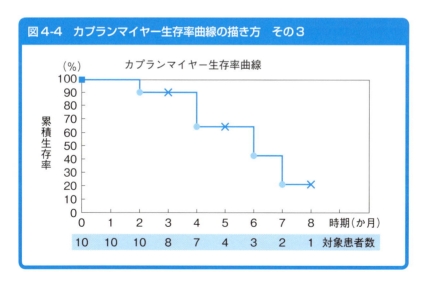

図4-4 カプランマイヤー生存率曲線の描き方 その3

志賀：先生、ほんとに簡単ですね！ 例題の簡単なデータだからなのかもしれませんが、手描きでできちゃいました。

Point 9 各時期のn数は記載すべし

菅：そうでしょ。初めから頭で難しい難しいと決めつけないことが一番大事なんだよ。次に話すことは覚えなくてもいいけど、ちょっと補足すると、プロットされる点が多い場合、『●』や『×』を省略したり、全て『■』で描く場合もあるよ。

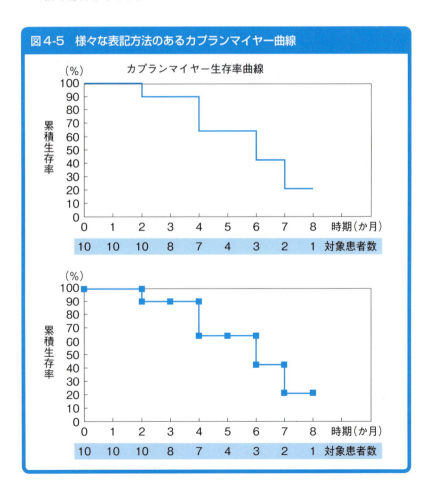

図4-5　様々な表記方法のあるカプランマイヤー曲線

志賀：そういえば、どちらも見たことがあるような気がします。こうしてグラフを自分で作ってあらためて見てみると、生存率曲線って階段状のグラフになるんですね。

菅：誰かが死亡するまでは、生存患者の数は一定だよね。プロットした線は、そうだな、階段の踏面（フミヅラ）状態、そして死亡者が出現するとその時期は階段の蹴上（ケアゲ）状態になるってことだね。それから注意ポイントがひとつあって、各時期での対象患者数（n数）をグラフに記載しなければならないのだが、グラフに記載できない場合は、表に記載するようにしよう。

志賀：はい。

菅：どう、自分で生存率曲線を描いてみた気分は？

志賀：なんか、『統計』という言葉を聞いただけでアレルギー症状が出るくらい難しいと思っていたのですが、自分でもカプランマイヤー法で生存率曲線が描けるんだと思ったら、とても気持ちいいです。

菅：教え甲斐があるねぇ。そうそう、一般的に医療現場で平均生存期間として使われる値は、カプランマイヤー曲線で生存率がちょうど50％になる時期の累積生存率のことだよ。これを専門用語では"生存期間中央値"というんだ。この例題での生存期間中央値は観察後6か月目ということになるね。

志賀：なるほど。よくわかりました。

Point 10　p値を確認！「0.05のバーをくぐるリンボーダンス」を思い出そう！

菅：志賀さん、いよいよ最後の確認ポイントだ。

志賀：はい。

菅：まず、志賀さんが持ってきた生存率曲線のこのデータの目的はなんだったかな？

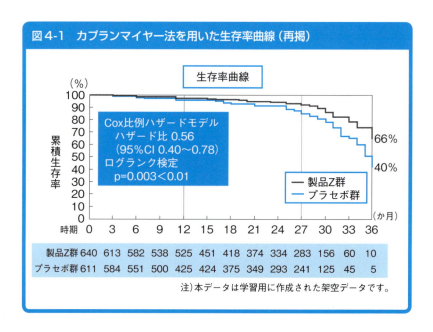

図4-1　カプランマイヤー法を用いた生存率曲線（再掲）

注）本データは学習用に作成された架空データです。

志賀：えっと、重症心不全のような致死的な疾患に対する薬剤の治療効果を、治療後の生存期間の伸びでみようとしたものです。

菅：そうだったね、じゃあ、これから、2つの群の生存率曲線を比較する

方法について勉強しよう。

志賀：はい（興味津々）。

菅：以前、検定の勉強をしたことがあったね。（第2章参照）

志賀：「はい、覚えています。『p値はリンボーダンス 0.05のバーをくぐると有意差あり』」ですね。

菅：その通り、よく覚えていたね。生存率曲線で2群間に有意な差があるかどうかを調べる検定方法には、ログランク検定と一般化ウィルコクソン検定があるんだ。でも、それぞれの名前や計算方法なんかは覚える必要はないよ。どちらの検定でもp値が算出されるということだけ覚えておけばいい。この重症心不全のデータの場合はログランク検定のようだね。

志賀：ログランク・・・、いやいや、とにかくp値にだけ着目すればいいんですね。

菅：そう。p値の判定ってどのようにするんだったかな？

志賀：p値が0.05以下であれば『母集団に違いがある』『有意な差がある』ということでしたので、今回のデータで言えば、『2群間の生存率曲線に違いがある』と判定できるということでしょうか・・・（ちょっと不安）。

菅：大正解。この文献データによると、ログランク検定におけるp値が0.003で0.05より小さいので、製品Z群とプラセボ群の生存率曲線に違いがある、有意な差があると言えるよ。

志賀：はい。

菅：そしてp値とともに図を見てほしいんだけど、生存率曲線は製品Z群がプラセボ群より上側に位置しているよね。製品Z群の生存率はプラセボより高く、製品Z群の追加による生命予後の改善があったと解釈できるわけだ。この解釈は研究に適用した1,251人の患者からなされたものだけど、検定結果（＝p値）によって、この解釈は別の患者についても言えるということになる。

志賀：なるほど。あの先生、ログランク検定には触れなくても良いとのことでしたけど、やはり気になります。ログランク検定と一般化ウィルコクソン検定の違いはなんですか？

菅：おぉ。ストレートに質問が来たね。よし、考え方だけ教えようかな。

志賀：お願いします。

菅：ログランク検定は、期別死亡率がどの時点でも同等であると考えて用いるものだよ。一般化ウィルコクソン検定では、「最初の方は例数が多いから信頼性が高く、後の方は例数が少ないから信頼性が低い」として、期別死亡数に重みづけをして検定計算するんだ。

志賀：ということは、たとえば、難治がんのように大半の患者が死亡してしまうような時は、一般化ウィルコクソン検定が用いられるということですか？

菅：その通りだよ。

志賀：なるほど、でも、とても覚えられそうにないので、お医者さんに聞かれたらこのメモを見よっと。

菅：そうそう、それくらいのつもりで十分だよ。気楽に気楽に、さあ、これで本当に最後だ。ハザード比を知っているかい？

志賀：文献のデータにはよく出てきているので名前は知っていますが、実のところ、なんのことだかよくわかっていませんでした・・・。

 治療で死亡率がどれくらいの倍率で高くなるか、それがハザード比

菅：正直でよろしい、とにかく『わかっちゃったふり』をしないで、わからないことは調べるか、誰か詳しく知っている人に教えてもらう習慣づけをしよう。

志賀：はい。

菅：よし、統計から離れて『ハザード』っていう言葉は知っているよね？

志賀：えっ・・・、車のハザードランプのハザードもありますよね。

菅：それもあるね。そのハザードランプのハザードは『危険』という意味だよね。

志賀：はい。

菅：統計でも同じ意味合いなんだよ。ハザード比というのは、一方を基準にした場合に他方が何倍の死亡確率であるかを表すものだよ。言い換えれば、死亡率がどれくらいの倍率で高くなるか、ということを計算した結果

ということになる。

志賀：なるほど、英語の言葉の通りだったんですね。この図のハザード比は0.56なので、製品Z群の方がプラセボ群に比べ死亡率が0.56倍である、だから、製品Z群投与の効果があったと解釈できる、ということでしょうか。ちょっとわかりづらいのですが・・・。

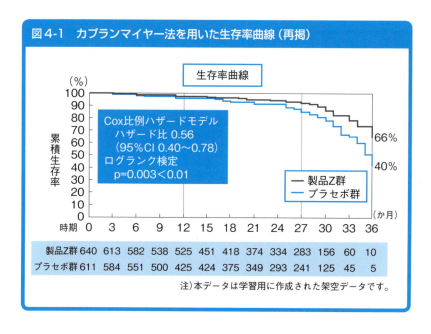

図4-1 カプランマイヤー法を用いた生存率曲線（再掲）

注）本データは学習用に作成された架空データです。

菅：はははは、そうだね！ 1からハザード比を引いた値はいくつかな。

志賀：えっと、0.44です。

菅：ハザード比は死亡リスクや進行リスクの数値だけど、1からハザード比を引いた値は、死亡リスクをどれほど低下できるか、進行リスクをどれだけ低下できるか、ということをみることができるようになる。

志賀：ということは、製品Z群はプラセボ群に比べ、死亡率を44％低下させたと解釈していいんですか。

菅：そのとおり。

志賀：そういえば、この間教えてくださったリスク比やオッズ比（第3章）も危険度を算出できましたよね・・・。たしかその時、2つの群について比較するとき、リスク比は倍率で示せるが、オッズ比はできないと聞きました。

菅：よく覚えていたね！　たしかにリスク比は、分割表を作って危険倍率を比較できるんだったね。
　そして、オッズ比は倍率比較ができない。しかし、ハザード比は多変量解析（Cox比例ハザードモデル）で求めるので、倍率比較ができるんだ。

志賀：わかりました。

CI（信頼区間）は「1」をまたぐかどうかが重要

菅：ハザード比の信頼区間についても触れておこう。

志賀：よろしくお願いします。

菅：信頼区間は、とあるデータが何万人（母集団）もの人に当てはまるかどうかを分析するものだ。100％が当てはまるのではなく、母集団の95％について当てはまるかどうかを見るものだよ。

この文献のハザード比は 0.56、95 ％ CI は 0.40 〜 0.78 と書いてあるね。「CI」は、Confidence Interval の頭文字で、信頼区間のことだ。これを解釈してみよう。

志賀：はい。

菅：ハザード比は 0.56 だが、別の患者さんを調べたら異なる値かもしれない。仮に別の患者さんを調べる臨床検査を 100 回すれば、95 回は 0.40 〜 0.78 に収まり、5 回は外れるということだ。
ハザード比が 1 を下回れば、製品 Z 群はプラセボ群に比べ死亡率を低下さえる（延命効果がある）と言えることは説明したよね。

志賀：はい。ということは、ハザード比は、100 回中 95 回は 1 を下回るので、製品 Z は延命効果があったと判断します。

菅：そうだね。では志賀さん、ハザード比の 95 ％ CI が 0.9 〜 1.1 と 1 を挟んでいた場合はどのように解釈しますか？。

志賀：別の患者を調べたら、ハザード比が 1 を下回ることもあれば上回ることもあるということです。1 を下回れば効果あり、上回れば効果なしですので、延命効果があったかどうかわからないということだと思います。

菅：その通り。あと、『Cox 比例ハザードモデル』というのはハザード比の算出方法を指している。簡単にまとめると次のようになるが、これこそ忘れていいよ。

> **Cox 比例ハザードモデルとは**
>
> Cox 比例ハザードモデルは、死亡 / 打ち切りのデータから生存率を求め、生存率の時間的な要素を考慮し、生存率に影響を及ぼす変数との関係式を作成する方法です。
>
> 関係式の目的変数（アウトカム）は 1,0 の 2 値データです。1,0 データは死亡 / 打ち切りにとどまらず、死亡 / 生存、再発する / 再発しない、解約する / 解約しないなど、色々な場面が想定されます。
>
> 説明変数は、生存率に影響を及ぼす治療方法や、性別、年齢、BMI などの背景因子が用いられます。
>
> Cox 比例ハザードモデルは、説明変数のハザード比を算出します。ハザードは危険を意味するので、生存でなく死亡に対するリスクを示す尺度です。

志賀：はい。本当にありがとうございました。

Point 13　志賀さんからドクターへの回答

今回勉強した知識を持って、後日、例の医師を訪ねた志賀さん。医師からの「生存率をみたデータを見るときのポイントを教えて」との宿題に対して・・・

志賀：「先生からご質問をいただきました、生存率のデータを見るときのポイントについてご説明させていただきます。

生存率を確実に調べたいときは、全ての患者の予後をある一定期間、ずっと観察する必要があります。しかしながら、観察開始日がまちまちであったり、途中で亡くなられたり、もしくはほかの疾患によって観察を中止しなければならないこともあり、現実的に全ての患者をある一定期間、ずっと観察するのは不可能です。

　一方で、今回のデータでも用いられているカプランマイヤー法では、患者ごとに観察開始のタイミングが異なったとしても、▽研究終了まで▽死亡まで▽観察中止まで——と個々の患者の観察期間に着目して生存率を算出・推計します。これが大きな特徴です。

　観察期間に着目しますので、観察期間0か月が患者数は最大。生存率も100％です。そして、観察12か月、24か月、36か月と、月を追うごとに死亡や観察中止が出ますので、患者数は減少していきます。図の下部に患者数の推移が記載されていますので、ご確認ください。

　生存率曲線は、観察12か月、24か月、36か月とそれぞれの月別に生存率を算出し、これら月別の生存率を掛け合わせて得られる累積生存率と呼称する値などで描きます。たとえば、今回のデータにある36か月時点の製品Z群の生存率66％、プラセボ群の40％が累積生存率となります。

　この累積生存率がポイントのひとつでして、たとえば、交通事故での死亡率が月あたり5％と一定だとしますと、月あたりの生存率は95％になります。ある人の2か月間の累積生存率は、95％×95％で90％、3か月間では95％×95％×95％で86％になります。

　カプランマイヤー法による一定期間たった時点での累積生存率の算出も同じ考え方になります。先生、簡単な例で私も生存率曲線を描いてみました。（実際に自分のノートを出して、自分で作成した生存率曲線のグラフ

を見てもらいながら）このように、生存率曲線を作図してみますと、薬剤投与による生命予後の推移や、必ず下りの階段状に推移することもわかりました。

　また、今回のデータは難治がんのようにほとんどの方が死亡してしまう疾患ではないので、ログランク検定という手法でp値を算出しています。ほとんどの方が死亡してしまうような疾患では一般化ウィルコクソン検定という手法を用いるようです。ただ、いずれの検定もポイントはp値となります。このデータではp値が0.003で0.05より小さいので、製品Z群とプラセボ群の生存率曲線に違いがある、有意な差があると言えます。

　『ハザード比』は、疾患による死亡の『危険』が治療によってどれくらいの倍率で抑えることができたか、言い換えますと、死亡率をどの程度下げられるのかをみる指標です。このデータではその値が0.56となっていますので、プラセボで治療するより製品Zの方が死亡率は0.56倍高い、つまり死亡率を44％低下できたということがわかります。

　と説明、医師からは「おお、志賀くんすごいねえ、自分で生存率曲線まで描いてくれて。統計が苦手なボクでもよくわかったよ。志賀くん頼りになるなあ。営業成績もいいんじゃないの」とのお言葉。ニンマリした志賀さんでした。

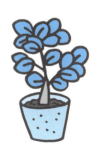

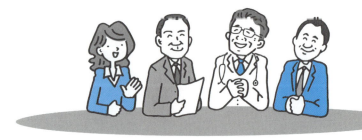

第5章

カプランマイヤー法における MST と PFS

志賀：菅先生、先日はカプランマイヤー法について教えていただきありがとうございました。ただ・・・。

菅：どうしたんだい？　うかない顔してるよ。

志賀：先日教えていただいたカプランマイヤー法の図では先生方にうまくご説明できるのですが、似たような別の図だと自信がなくて・・・。もう一度、教えていただきたいのですが。

菅：よし、おさらいを含めてもう一度教えよう。しっかりと頭を整理してね。

志賀：ありがとうございます。

菅：どれ、具体的にはどんなデータでどこがわからないの？

■CASE

対象・方法：標準療法に抗がん剤Aを上乗せ投与した群と、プラセボを上乗せ投与した群の全例を対象に、カプランマイヤー法を用いて無増悪生存率（PFS＝Progression-Free Survival）及び生存率曲線を作成し、群ごとにPFSの中央値を推定し、Cox比例ハザードモデルを用いてハザード比を推定した。

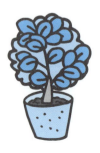

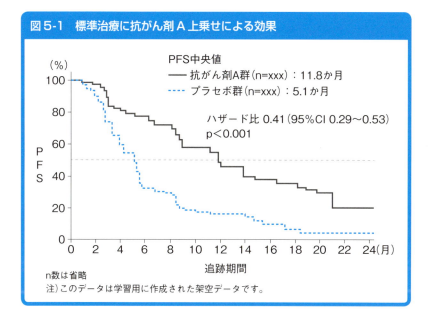

図5-1 標準治療に抗がん剤A上乗せによる効果

n数は省略
注)このデータは学習用に作成された架空データです。

志賀：この図のデータになります。あらためて見てみると、お医者さんから質問されたら自信を持って回答できないような気がしまして・・・。

菅：どれどれ、よしじゃあ、私がお医者さんだとして質問してみようかな。

志賀：あっ、はい。

菅：このPFS中央値ってどういうこと？

志賀：えーと、"どういうこと？"ですか。

菅：あれあれ、これはかなり基本的なことからやり直しだね。

生存率曲線は必ず右肩下がりに推移する

菅：縦軸の「PFS」の説明は後にしよう。このカプランマイヤー曲線は、生存率曲線ともいうよね。縦軸の指標によって、どのような生存状態を表しているのかが異なるのだが、これは後にする。いまは次の図のように、縦軸を「生存率」として考えよう。

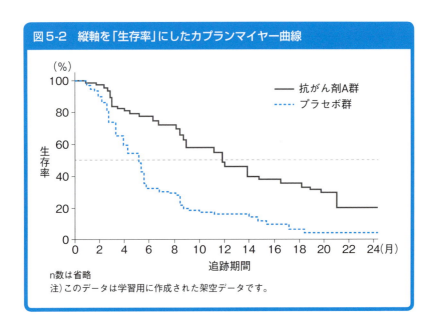

図5-2　縦軸を「生存率」にしたカプランマイヤー曲線

n数は省略
注）このデータは学習用に作成された架空データです。

菅：では志賀さん、この図の生存率曲線はどのように推移していますか？

志賀：右肩下がりです。

菅：そうだね。では、「生存率曲線が右肩下がり」という意味を説明できますか？

カプランマイヤー法におけるMSTとPFS　第5章

志賀：灰色の実線が標準治療に当社の抗がん剤Aを上乗せした患者群の曲線です。青色の点線はプラセボ群ですので、標準治療のみの患者群の曲線です。縦軸は生存率、横軸が投与薬剤の追跡期間です。両群とも、時間の経過とともに残念ながらがんが進行し、ひとりまたひとりと亡くなられていく患者さんの割合が増加していることを指しています。したがって2本の曲線はともに右肩下がりになっています。

菅：そうだね。生存率曲線は、時間の経過、このグラフでは月ごとの経過に伴う生存の割合を示したものですね。

志賀：ここまでは覚えていました。

Point 2　半分の患者の傾向を示す生存期間やPFSの"中央値"

菅：2本の曲線は、いずれはゼロ％に到達するよね。

志賀：はい。生存率ゼロ％というのは、全ての患者さんが亡くなられたことを意味します。

菅：そうだね。生存率は0％から100％の間の数値なのはわかると思うけど、中間の50％について考えてみてもらえるかな。50％というのはどのような状況？

志賀：半分の患者さんが生存され、半分の方が亡くなられたということだと思います。

菅：OK。半分、つまり50％の患者さんが亡くなられた時点までの期間を図5-2のグラフから読み取って説明してください。

志賀：えーと、縦軸の生存率の目盛が50％のところで横線が描かれているので、横線と折れ線グラフが交わるところの月数を見ればいいと思います。そうだとすると、抗がん剤A投与群（灰色実線）はおよそ12か月、プラセボ群（青色点線）はおよそ5か月です。

菅：そうだね。この値を生存期間中央値（MST = Median Survival Time）というんだ。じゃあ志賀さん、中央値についてまとめてみてくれるかな。

志賀：生存期間中央値とは、その集団のちょうど半分、つまり50％の患者さんが亡くなるまでの期間のことです。たとえば200人の患者さんを対象にする場合、100人目が亡くなった時点が生存期間中央値ということになります。

菅：よくできました。

志賀：中央値について、しっかりとかみ砕いて理解できました。

菅：それはよかった。ちなみに、抗がん剤A投与群（灰色実線）の生存期間中央値が12か月、プラセボ群（青色点線）が5か月というのは、すなわち、「半分の患者さんで、抗がん剤A投与により7か月長生きできる」ということが言えるわけだ。また、12か月を5か月で割った倍率を計算し、「半分の患者さんで、抗がん剤A投与により2.4倍長生きできる」ということも言えるね。

志賀：中央値ってすごいですね。

菅：中央値から次のような解釈もできますよ。「抗がん剤Aでの治療を行なっても半分の患者さんは、残念ながら12か月以内に死亡する」と解釈することもできますね。または、「現在の標準治療だけでも、半分の患者さんは5か月以上生きていることができる」とも言えるわけだ。

志賀：はい。

菅：投与した月数から生存率を算出することもできるんだ。では志賀さん、20か月生きることができた患者さんの生存率を調べてみてください。

志賀：えーと、グラフから読み取ると、抗がん剤A投与群（灰色実線）はおよそ30％、プラセボ群（青色点線）はおよそ5％ですね。

菅：正解。よし次に志賀さんが持ってきた縦軸がPFSの図について、その見方やポイントを勉強しよう。

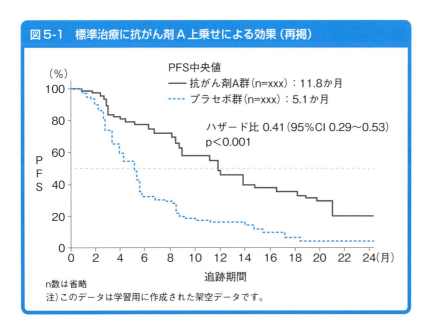

図5-1 標準治療に抗がん剤A上乗せによる効果（再掲）

志賀：よろしくお願いします。

菅：MSTと類似した用語に、PFS（＝Progression-Free Survival）があります。志賀さん、PFSとは何かな？

志賀：無増悪生存期間のことです。治療後、がんが進行せず安定した状態である期間のことです。進行がんの患者さんにとって、治療により生存期間を延長することが最も重要ですが、長期間にわたり病状が安定し、生活の質を保つことができることもとても重要になります。

菅：そうだね。PFSは、進行がん患者さんに対する治療効果を見るときによく使うね。厳しい言い方をすれば、PFSは存在するがんが進行しないでおとなしくしている時間が長くなる、ということを証明するものであり、寿命を延長してくれることを証明するものではないので注意してくださいね。

志賀：PFSのカプランマイヤー曲線の描き方、計算方法はMSTと異なりますか。

菅：同じだよ。データをとる目的だけが違うわけだ。では、志賀さん、MSTで学んだことを参考に、PFS中央値について説明してみて。

志賀：はい。PFSは無増悪生存期間です。中央値は50％のこと、つまり今回のケースで言えば、がんの進行が確認された患者さんが全体の半分になった時点の数値のことです。グラフから、また図の右上にも書いてある通り、抗がん剤A投与群のPFS中央値は11.8か月、プラセボ群は5.1か月です。このため、抗がん剤A投与により、半分の患者さんで6.7か月のPFSの延長が認められると解釈できます。

菅：いいね。さらには、11.8か月を5.1か月で割ることにより、「抗がん剤A投与群では2.3倍のPFSの延長が認められる」とも言えるね。

Point 3 データから母集団の傾向が語れるか、常に意識を！

菅：ここでひとつ大事なポイント。データから母集団についても同じ傾向が言えるかどうか、このことを常に意識してほしいんだ。

志賀：はい。p値ですね。

菅：そうだ。

志賀：p値はリンボーダンスにたとえていて、有意点（＝有意水準）である「0.05」のバーを落とさなければ、つまり算出されたp値が0.05のバーをくぐることができれば、「効果あり」「有意差あり」ですよね。

菅：そう。検定手法によってp値を求め、p値と統計学が決めた基準0.05（＝有意水準）を比較するんだったよね。今回のケースで言えば、

- p ≦ 0.05　➡　抗がん剤A投与群はプラセボ群に比べPFSの延長効果があると言える。
- p ＞ 0.05　➡　抗がん剤A投与群はプラセボ群に比べPFSの延長効果があると言えない。

ということだ。

志賀：はい。

菅：$p ≦ 0.05$ は有意差ありと判断したとき、その判断が誤る確率が5％以内ということ。この図のp値を算出すると0.00073となり、誤る確率は0.073％となるよ。

志賀：ではなぜ、図では$p < 0.001$と表記されているのですか？

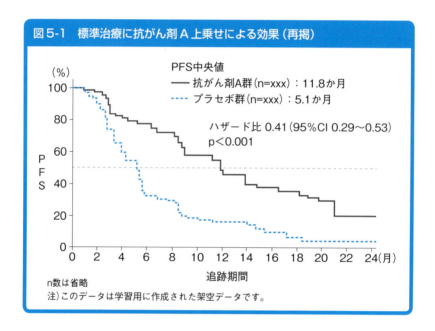

図5-1　標準治療に抗がん剤A上乗せによる効果（再掲）

注）このデータは学習用に作成された架空データです。

菅：良い質問だね。p値は基準の0.05を下回っているので、$p < 0.05$と記せばよいのだが、p値が小さい場合、$p < 0.01$、$p < 0.001$のいずれかで示すこともできる。今回の図ではp値＝0.00073なので、$p < 0.001$となるんだ。これにより誤る確率が極端に小さいことがわかるよ。

志賀：わかりました。

菅：図を見ると、「ハザード比」や「95％CI」が書かれているけど、ちゃんと理解していますか？　まず、ハザード比からいってみよう。

志賀：ハザード比は、一方を基準とした場合に、もう一方が何倍の死亡確率であるかを表すものと教わりました（第4章）。今回の図はPFSの延長効果を表す図ですので、えっと・・・。

菅：頭の中を整理して、考えてみよう。

志賀：はい。今回の図はPFSの延長効果を表す図なので、生存／死亡ではなく、がんが進行しない／がんが進行する、です。このため、一方を基準とした場合に、もう一方が何倍、がんが進行するかを表します。

菅：正解。今回の場合は、がんの進行リスクを表すね。では、今回の図ではハザード比は0.41とのことだけど、解釈してみてください。

志賀：抗がん剤A投与群のがんの進行リスクはプラセボ群に比べて0.41倍である、ということです。

菅：そうだね。さらに、1からハザード比を引く（1－「ハザード比」）も習ったと思うけど？（第4章）

志賀：はい。1から0.41を引くと、0.59です。えっと、1からハザード比を引くと、今回の場合は進行リスクをどれだけ低下させられるかを表すので、抗がん剤A投与による治療により、患者さんの進行リスクを59％低下させた、ということだと思います。

菅：正解。先ほどのp値も含めて解釈すると、「抗がん剤A投与による治療は、患者さんのPFSを有意に延長し、進行リスクを59％低下させまし

た」と説明できるよ。

志賀：よく理解できました！

菅：よし、いよいよ最後だ。「95％CI」についてだ。CIは覚えていますか。

志賀：信頼区間のことです。

菅：そうだね。この信頼区間が95％の信頼度で当てはまる、ということだ。以前にも教えたけど、統計学は、とあるデータが何万人（母集団）もの人に当てはまるかどうかを分析するものだが、100％が当てはまるのではなく、母集団の95％について当てはまるかどうかを分析する学問です。では、図の「95％CI 0.29〜0.53」を解釈してみて。

志賀：えーと、ハザード比は0.41でしたが、別の患者さんを調べたら異なる値かもしれません。したがって、抗がん剤Aのハザード比の取り得る範囲を調べたところ、0.29〜0.53となります。そして、このCI（信頼区間）の範囲におさまる人は95％であり、逆に言えば、外れる可能性は5％となります。

菅：いいね。ハザード比の95％CIが1をまたぐかどうかが重要だったよね。

志賀：はい。ハザード比が1を下回れば効果あり、1を上回れば効果なしです。今回の図では「95％CI 0.29〜0.53」で、1を下回っているので、抗がん剤A群の方がプラセボ群より患者さんのPFSを有意に延長したと言えます。

菅：そうだね。では1からハザード比を引いてみたら、どのように解釈で

きますか。

志賀：95％の患者さんについて、抗がん剤A投与により、がんの進行リスクが47〜71％低下する、と言えます。

菅：正解！　これで志賀さんが困っていた図については解釈できたね。

志賀：はい、先生方に自信を持って、また責任を持って情報提供できると思います。菅先生、ありがとうございました！

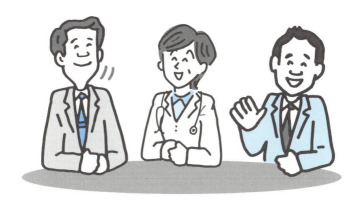

Questions and Answers

演習 問題 1

重症がん患者を対象に従来の標準治療に製品Aの追加による生命予後の改善をみるために、888例を対象に、従来の標準的治療に加えて製品Aまたはプラセボを投与し、36か月間の経過観察を行いました。

図は製品A群（424人）とプラセボ群（464人）の観察開始から36か月間の生存率を折れ線グラフで表したものです。この折れ線グラフからどのようなことが言えますか。また、ハザード比、p値について解釈してください。

回答は、選択肢≪　≫がある場合は正しい選択肢に○、空欄【　　】は数値を記入してください。

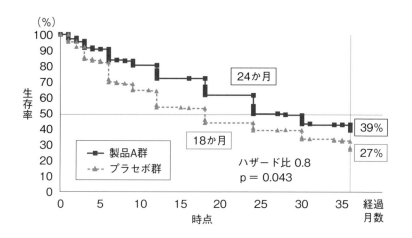

灰色実線が、製品Aを投与した患者群の曲線（短い直線のつながり）です。青色点線は、プラセボを投与した患者群の曲線です。

治療開始時は当然100％の患者さんが生存していましたが、時間の経過と同時に残念ながらがんが進行し、一人また一人と亡くなられてゆく患者さ

Questions and Answers

　んの割合が ≪ 増加 ・ 減少 ≫ します。時間の経過とともに ≪ 生存の割合 ・ 死亡の割合 ≫ は下がります。したがって2本の曲線はともに、右肩下がりになっています。

　曲線を ≪ 生存率曲線 ・ 死亡率曲線 ≫ といいます。曲線は、時間の経過（このグラフは月ごとの経過）に伴う ≪ 生存 ・ 死亡 ≫ の割合を示したものです。

　グラフは縦軸を生存率、横軸を経過月数として描いています。

　生存率は、いずれは ≪ 0% ・ 100% ≫ に到達します。

　生存率ゼロ%は、全ての患者さんが亡くなられたことを意味しています。

　36か月目の生存率をみると、製品A群は ≪ 0% ・ 27% ・ 39% ≫、プラセボ群は ≪ 0% ・ 27% ・ 39% ≫ です。その差は【　】ポイントとなり、製品Aの追加による生命予後の改善が ≪ なかった ・ あった ≫ と解釈できます。

　生存率50%は、半分の患者さんが亡くなられたということです。

　半分（50%）の患者さんが亡くなられた時点までの期間を読み取ってみます。

　縦軸の生存率の目盛が50%のところで横線が描かれているので、横線と折れ線グラフが交わるところの月数を見ます。

　製品A群は【　】か月、プラセボ群はおよそ【　】か月です。この値を生存期間中央値（MST）といいます。MSTの差は【　】か月です。製品Aの追加による延命効果があったと解釈できます。

　ハザード比は0.8で「1」を下回りました。この場合の解釈は、死亡率は、製品A群はプラセボ群に比べ ≪ 1.2倍 ・ 0.8倍 ≫ 高いとなります。つまり製品Aはプラセボに比べ死亡率を ≪ 20% ・ 80% ≫ 減少させ、製品Aの延命効果はあったと言えます。

　p値は0.043で【　】を下回ったので、母集団における生存率は、製品A群とプラセボ群で有意な差が ≪ なかった ・ あった ≫ と言えます。

Questions and Answers

●問題1の解答

重症がん患者を対象に従来の標準治療に製品Aの追加による生命予後の改善をみるために、888例を対象に、従来の標準的治療に加えて製品Aまたはプラセボを投与し、36か月間の経過観察を行いました。

図は製品A群（424人）とプラセボ群（464人）の観察開始から36か月間の生存率を折れ線グラフで表したものです。この折れ線グラフからどのようなことが言えますか。また、ハザード比、p値について解釈してください。

回答は、選択肢≪　≫がある場合は正しい選択肢に○、空欄【　】は数値を記入してください。

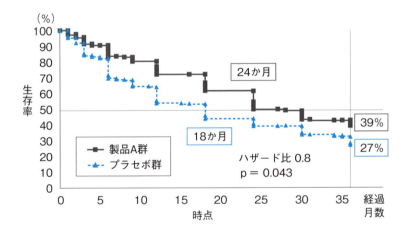

灰色実線が、製品Aを投与した患者群の曲線（短い直線のつながり）です。青色点線は、プラセボを投与した患者群の曲線です。

治療開始時は当然100％の患者さんが生存していましたが、時間の経過と同時に残念ながらがんが進行し、一人また一人と亡くなられてゆく患者さんの割合が ≪増加・減少≫ します。時間の経過とともに ≪生存の割合・死亡の割合≫ は下がります。したがって2本の曲線はともに、右

Questions and Answers

肩下がりになっています。

曲線を 《生存曲線・死亡曲線》 といいます。曲線は、時間の経過（このグラフは月ごとの経過）に伴う 《生存・死亡》 の割合を示したものです。

グラフは縦軸を生存率、横軸を経過月数として描いています。

生存率は、いずれは 《0%・100%》 に到達します。

生存率ゼロ％は、全ての患者さんが亡くなられたことを意味しています。

36か月目の生存率をみると、製品Ａ群は 《0%・27%・39%》、プラセボ群は 《0%・27%・39%》 です。その差は【　12　】ポイントとなり、製品Aの追加による生命予後の改善が 《なかった・あった》 と解釈できます。

生存率50％は、半分の患者さんが亡くなられたということです。

半分（50%）の患者さんが亡くなられた時点までの期間を読み取ってみます。

縦軸の生存率の目盛が50％のところで横線が描かれているので、横線と折れ線グラフが交わるところの月数を見ます。

製品Ａ群は【　24　】か月、プラセボ群はおよそ【　18　】か月です。この値を生存期間中央値（MST）といいます。MSTの差は【　6　】か月です。製品Aの追加による延命効果があったと解釈できます。

ハザード比は0.8で「1」を下回りました。この場合の解釈は、死亡率は、製品Ａ群はプラセボ群に比べ 《1.2倍・0.8倍》 高いとなります。つまり製品Ａはプラセボに比べ死亡率を 《20%・80%》 減少させ、製品Aの延命効果はあったと言えます。

p値は0.043で【　0.05　】を下回ったので、母集団における生存率は、製品Ａ群とプラセボ群で有意な差が 《なかった・あった》 と言えます。

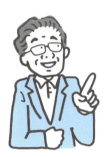

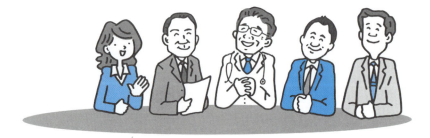

参 考

外れ値を見つける方法

ある日、新人MRが菅先生を訪ねました。

新人：菅先生、外れ値の計算方法を教えてください。

菅：外れ値は「箱ひげ図」や「スミルノフ・グラブス検定」で見つけるんだ。手計算では難しいから、当社のフリーソフト「Excel 統計解析」を使おう。まず、このフリーソフトを君のパソコンにコピーしてください。
（アイスタット社ホームページからダウンロードできます）

新人：フォルダ名「Excel 統計解析」をコピーしました。フォルダ内には、次の4つのファイルがありますが正しくコピーできました。

- リスク比オッズ比解説書.pdf
- 統計解演習用データ.xls
- 統計解析_ソフトの使い方.pdf
- 統計解析ソフトウェア.xlsm

菅：OK。次にExcelを開き、表1-2のデータを入力してみよう。

表1-2　新薬Yと従来薬Xの各10人抜粋データ

新薬Y 患者名	投与前体温	投与後体温	従来薬X 患者名	投与前体温	投与後体温
Y_10	35.2	35.1	X_20	37.6	36.3
Y_81	38.6	36.4	X_88	40.0	37.6
Y_123	37.0	34.8	X_107	37.0	36.5
Y_141	38.4	37.9	X_196	44.5	37.1
Y_168	38.8	36.4	X_197	38.3	36.3
Y_171	37.7	36.6	X_276	37.1	36.6
Y_177	38.7	36.0	X_286	37.9	36.2
Y_261	37.4	35.8	X_291	37.3	36.6
Y_265	38.5	36.4	X_361	39.1	37.2
Y_292	39.6	36.4	X_383	37.7	36.1

外れ値を見つける方法　参考

新人：データを入力しました。

菅：次に、先ほどコピーしたファイルの中の「統計解析ソフトウエア.xlsm」を開いて。そうすると、Excel のメニューバーに次が表示されているね。

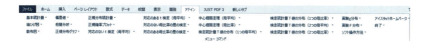

菅：「箱ひげ図」を選択し実行ボタンを押すと、次の画面が表示されます。

	A	B	C	D	E	F	G	H
1			新薬Y			従来薬X		
2		患者名	投与前体温	投与後体温		患者名	投与前体温	投与後体温
3		Y_10	35.2	35.1		X_20	37.6	36.3
4		Y_81	38.6	36.4		X_88	40.0	37.6
5		Y_123	37.0	34.8		X_107	37.0	36.5
6		Y_141	38.4	37.9		X_196	44.5	37.1
7		Y_168	38.8	36.3		X_197	38.3	36.3
8		Y_171	37.7	36.6		X_276	37.1	36.6
9		Y_177	38.7	36.0		X_286	37.9	36.2
10		Y_261	37.4	35.8		X_291	37.3	36.6
11		Y_265	38.5	36.4		X_361	39.1	37.2
12		Y_292	39.6	36.4		X_383	37.7	36.1

箱ひげ図のデータを選択してください

ラベル・データの範囲指定
縦:5〜30,000 横:30列

分析実行　取消

菅：従来薬Xの投与前、投与後のデータを範囲指定する。次にラベル（項目名）とデータを範囲指定する。そして「分析実行」を押すと結果が出力されるよ。

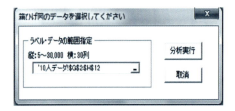

出力結果

箱ひげ図統計量表

項目名	投与前体温	投与後体温
件数	10	10
平均値	38.7	36.7
標準偏差	2.1	0.5
最大値	44.5	37.6
上内境界点	42.4	37.6
上ヒンジ	39.3	37.1
中央値	37.8	36.6
下ヒンジ	37.3	36.3
下内境界点	37.0	36.1
最小値	37.0	36.1
外れ値n数	1	0

外れ値表

投与前体温		投与後体温	
個体No.	外れ値	個体No.	外れ値
4	44.5		

外れ値を見つける方法　参考

菅：いろいろな項目で数値が出力されているけど、下内境界点と上内境界点が重要なんだ。これらの値の範囲外のデータが外れ値ということになる。そして、表の下の方に「外れ値表」というのがあるでしょ。このデータが外れ値となり、君の言う通り、X_196 の 44.5 度の患者さんが外れ値と算出されたよ。

新人：簡単ですね。菅先生、計算方法とか他の項目とか気になるところばかりです。

菅：とても勉強熱心で感心だ。私が執筆した「Excel で学ぶ統計解析入門」を貸してあげよう。気になるところを勉強してみてください。

新人：ありがとうございます。

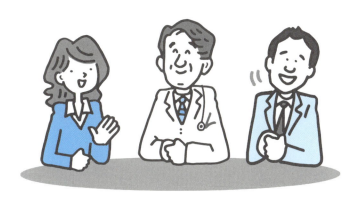

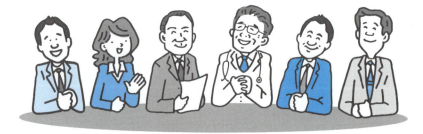

― あとがき ―

　私はデータを有効活用する基本は「統計学」だと確信しています。したがって、データ分析をする人において、統計学は不可欠な存在であると思っています。このような思いから、私は「わかり易い統計学」をモットーに、統計という道具を皆様の業務や研究にいかに役立てて頂けるかということを最重視して、仕事をしてまいりました。

　統計分野の入門セミナーの講師、入門書の執筆をしてまいりましたのも、「統計解析の手法をわかり易くお伝えしたい」という強い気持ちからです。

　入門セミナーには多様な職種の方々が受講されています。近年は臨床医や製薬企業の企画部門担当者の参加が増加傾向にあります。ＭＲさんもいます。

　受講者の目的は様々ですが、データの読み方をしっかり身につけたい、との考えの人が増えているように思います。製薬業界で2010年代初頭に臨床研究データの不正が明るみに出て、広告のあり方が問題になったことが関係しているのかもしれません。もちろん、多変量解析の方法をマスターしたい、マーケティングやマネジメントスキルを磨きたい、予測の方法を知りたい――といった人の方が多く、これらは人気のテーマとなっています。いずれにしても、統計学を身につけたい、業務に役立てたいとの思いは皆さん一緒です。

　2014年5月から製薬関係の業界誌「Monthlyミクス」のWebサイト「ミクスOnline」で、不定期連載の「ＭＲ向け統計入門」を始めました。データを医師や薬剤師に説明するＭＲ諸氏の中には、「統計」と聞くだけで苦手意識を持つ人が少なくないと聞いたからです。おかげ様でこの連載は、ミクスOnlineで一番人気のコンテンツとなり、特にカプランマイヤー法の章の評判がよかったようです。そして、この連載から抜粋し、加筆・再編集したものが本書となります。

　どうぞ本書を手に取り、統計学への入り口の一冊として、また何度も読み返してデータを"正しく理解し、正しく伝える"ようになってもらいたいと切に願います。私の知識が皆さんの業務のお役に立つことができれば、うれしく思います。

　最後に、執筆の機会を与えてくださったエルゼビア・ジャパン株式会社Monthlyミクス編集部の神尾裕様、佐藤美里様、本間真美様、校正に尽力をいただいた株式会社アイスタットの姫野尚子様には心からお礼申し上げます。

2016年11月
菅　民郎
志賀保夫

【著者プロフィール】

菅　民郎（かん　たみお）

1966年　東京理科大学理学部応用数学科卒業
　　　　　中央大学理工学研究科にて理学博士取得
2005年　ビジネス・ブレークスルー大学大学院 教授
2011年　市場調査・統計解析・予測分析・統計ソフトウェア・統計解析
　　　　　セミナーを行う会社として、株式会社アイスタットを設立、
　　　　　現在　代表取締役会長

［主な著書］
・『初心者がらくらく読める　多変量解析の実践（上・下）』
・『すべてがわかるアンケートデータの分析』
・『ホントにやさしい多変量統計分析』
（以上　現代数学社）
・『Excelで学ぶ統計解析入門』
・『Excelで学ぶ多変量解析入門』
・『Excelで学ぶ統計的予測』
・『らくらく図解統計分析教室』
・『らくらく図解アンケート分析教室』
・『例題とExcel演習で学ぶ多変量解析』
・『例題とExcel演習で学ぶ実験計画法とタグチメソッド』
（以上　オーム社）
・『すぐに使える統計学』（共著）
（ソフトバンククリエイティブ）
・『実例でよくわかるアンケート調査と統計解析』
（ナツメ社）
など著書多数。

志賀　保夫（しが　やすお）

1980 年　北里大学獣医畜産学部卒業
1980 年　アストラゼネカ株式会社
　　　　（旧アイ・シー・アイファーマ株式会社 / ゼネカ薬品株式会社）入社
1980～　同社　ＭＲ
1983～　同社　セールストレーニングオフィサー
1990～　AstraZeneca US. Management & Sales Training Officer
1991～　同社 マーケティングマネージャー
1996 年　株式会社ケアネット設立に参画
1999 年　株式会社ケアネット入社
2011 年　株式会社アイスタットを設立、現在 代表取締役社長

［主な著書］
・『市場開拓、開発テーマ発掘のための
　マーケティングの具体的手法と経験事例集』
（共著）（技術情報協会）

| ドクターも納得！　医学統計入門 |
| 正しく理解、正しく伝える |

2016 年 11 月 30 日　第 1 版第 1 刷発行

著　者＝菅　民郎／志賀　保夫

発行者＝布川　治

発行所＝エルゼビア・ジャパン株式会社

〒 106-0044　東京都港区東麻布 1-9-15　東麻布 1 丁目ビル
TEL　（03）3589-5292（Monthlyミクス編集部）　（03）3589-5290（営業）
URL　　http://www.elsevierjapan.com/

印刷・製本＝株式会社廣済堂

装丁・本文レイアウト＝ライブコンタクト

©2016 Elsevier Japan KK

本書の複製権・翻訳権・上映権・譲渡権・公衆送信権（送信可能化権を含む）はエルゼビア・ジャパン株式会社が保有します。

|JCOPY|〈出版者著作権管理機構　委託出版物〉

本書の無断複写は著作権法上での例外を除き禁じられています。複写される場合は，そのつど事前に出版者著作権管理機構（電話 03-3513-6969，e-mail：info@jcopy.or.jp）の許諾を得てください。

落丁・乱丁はお取り替え致します。

ISBN978-4-86034-002-5